Social Anxiety Disorder

社交不安症 UPDATE

エスシタロプラムによるアプローチを中心に

編集・小山 司

先端医学社

序

　社交不安症（social anxiety disorder：SAD）は他者より注目を浴びるような社交場面に対し，著しい恐怖または不安が生じ，自身の振る舞いや不安症状をみせることにより否定的な評価を受けることに対する恐れが特徴である．SADはこのような苦痛により社交場面を回避し，日常生活に大きな障害をもたらす疾患である．

　SADの生涯有病率は高い．また発症年齢は8～15歳であることから児童期の不登校の要因として考えられるほか，アルコール依存症やうつ病などの併存精神疾患の罹患率も高い．さらには自殺企図をもつ患者も少なくないことから早期に介入し，適切な診断と治療が喫緊の課題といえる．

　SADの研究においては，1980年のDMS-Ⅲにおいて社交恐怖として診断基準が示されたことから，欧米では多くの研究がおこなわれた．一方わが国では，SADと類似する対人恐怖が1930年代から先人たちにより研究がなされてきた．対人恐怖は対人場面での羞恥の恐怖を中核的臨床像と捉え，その概念は軽症から重症まで幅広く，これまでにいくつかの分類（山下らは緊張型対人恐怖と確信型対人恐怖に二分している）により整理されてきた．このような病態はDMS-Ⅲ以前では欧米からの報告が少ないことから対人恐怖はわが国の文化的背景に関連する疾患として考えられてきた．

　しかし，2013年に改訂されたDSM-5においては，わが国で長らく研究されてきた対人恐怖にきわめて近い概念が示されたことは注目に値する．

　SADに対する治療には，薬物療法と精神療法が単独あるいは並行しておこなわれる．とくに薬物療法においては欧米を中心に臨床研究がおこなわれ，最近の各種ガイドラインにはエビデンスレベルを基準とした推奨薬剤が記載されている．そのなかでもSSRI（selective serotonin reuptake inhibitors）は多くの研究によりその有効性と忍容性が認められており，第一選択薬として広く用いられている．

　本書は2005年に発行した「社会不安障害治療のストラテジー」（先端医学社）の改訂版と位置付けられる．近年のエビデンスにもとづいたDSMの診断基準や治療ガイドラインの改訂，さらにはベンゾジアゼピン系薬剤の用い方をめぐる問題などSADの臨床を取りまく環境は変化している．さらにわが国においては薬物療法としてSSRIであるエスシタロプラムが社会不安障害（申請時）の適応を得たことにより，治療の選択肢をまた一つ得ることになった．このようなここ10年のSADに関する診断と治療の進展を中心にUPDATEし本書を編纂した．

　SADは患者本人にとって苦痛をもたらし，就労や就職さらには経済状況に影響しその人の人生に深くかかわる．そしてQOLを大きく低下させ，その人の人生の一部分を損なう疾患といえる．本書がSADの臨床に携わる医療関係者に役立つことができれば望外の喜びである．

2017年1月
小山　司

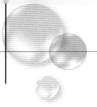

● 編　者

小山　　司　　北海道大学名誉教授／大谷地病院臨床研究センター長

● 執筆者一覧

小山　　司	北海道大学名誉教授／大谷地病院臨床研究センター長
久保木富房	医療法人秀峰会楽山病院名誉院長／東京大学名誉教授
原井　宏明	医療法人和楽会なごやメンタルクリニック院長／国立病院機構菊池病院臨床研究部院外共同研究員
富田　　望	早稲田大学大学院人間科学研究科
嶋　　大樹	早稲田大学大学院人間科学研究科
熊野　宏昭	早稲田大学人間科学学術院教授
野上　和香	慶應義塾大学医学部精神神経科学教室
中川　敦夫	慶應義塾大学病院臨床研究推進センター特任講師
大野　　裕	大野研究所
朝倉　　聡	北海道大学保健センター／北海道大学大学院医学研究科精神医学分野准教授
塩入　俊樹	岐阜大学大学院医学系研究科神経統御学講座精神病理学分野教授
武藤　恭昌	岐阜大学大学院医学系研究科神経統御学講座精神病理学分野
佐々木　司	東京大学大学院教育学研究科健康教育学分野教授
貝谷　久宣	医療法人和楽会パニック症研究センター代表
坂野　雄二	北海道医療大学名誉教授／北海道医療大学心理科学部特任教授
兼久　雅之	大分大学医学部精神神経医学講座特任助教
穐吉條太郎	大分大学医学部精神神経医学講座准教授
永田　利彦	医療法人壱燈会　なんば・ながたメンタルクリニック理事長，院長
松永　寿人	兵庫医科大学精神科神経科学講座主任教授
加藤　圭悟	岐阜大学大学院医学系研究科神経統御学講座精神病理学分野
高塩　　理	昭和大学医学部精神医学講座准教授
渡部　芳徳	医療法人社団慈泉会　市ヶ谷ひもろぎクリニック理事長
土井　直人	医療法人社団慈泉会　市ヶ谷ひもろぎクリニック院長
本郷　誠司	医療法人社団慈泉会　南湖こころのクリニック院長

目次

Part.1 社交不安症の概念と病態的特徴

1. 社交不安症の概念および定義—対人恐怖との相互関係—
〈久保木富房〉 12

はじめに 12
1. 日本における対人恐怖 12
2. SADと対人恐怖 15
おわりに 18

2. 社交不安症の原因と症状 〈原井宏明〉 21

はじめに 21
1. SADの症状 21
　1）発症年齢 21
　2）行動抑制 22
　3）回避 22
　4）内向的な思考・行動傾向「自意識過剰」 22
　5）社交場面での交感神経興奮症状 23
2. なぜ原因を論じるのか？ 23
3. 発症前からある隠された要因・準備性 25
　1）遺伝 25
　2）脳のメカニズム 27
　　a. 神経回路・神経系 27
　　b. 神経伝達物質 27
　　　ⅰ）セロトニン 27
　　　ⅱ）ドーパミン 27
　　　ⅲ）グルタミン 28
　　　ⅳ）オキシトシン 28
　3）生育状況・認知・行動 28
　　a. 行動抑制 28

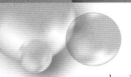

  b. 養育経験　28
  c. 出生順位　29
  d. 社会学習　29
  e. エクスポージャーの不足　29
  f. 認知・情報処理　29
 おわりに　30

3. 社交不安症の有病率 −罹患年齢などの疫学から−
……………………………………………………（富田　望／嶋　大樹／熊野宏昭）　33
 はじめに　33
 1. 海外における疫学研究　33
 2. わが国における疫学研究　35
 3. 併発症について　36
 おわりに　37

Part.2　社交不安症の診断と評価尺度

1. 社交不安症の分類と鑑別診断 ………………………………（小山　司）　42
 はじめに　42
 1. DSM における SAD の診断と分類の変遷　43
 2. わが国における対人恐怖　44
 3. SAD と対人恐怖　46
 4. SAD の鑑別診断　48
 おわりに　50

2. DSM-5 および ICD-11 における社交不安症の診断基準
（野上和香／中川敦夫／大野　裕）　52
 はじめに　52
 1. DSM-5 における社交不安症　53

2. ICD-11における社交不安症　56
おわりに　58

3. 社交不安症の診断とLSAS・SATSによる臨床評価
〈朝倉　聡〉60

はじめに　60
1. SADの診断と対人恐怖　61
2. 臨床症状評価　63
   1) リーボヴィッツ社交不安尺度（LSAS）によるSADの臨床症状評価　63
   2) 社交不安/対人恐怖評価尺度（SATS）　65
おわりに　68

Part.3 社交不安症の治療ストラテジーとその評価

1. 社交不安症の治療アルゴリズム—治療の選択基準と手順—
〈塩入俊樹／武藤恭昌〉72

はじめに　72
1. SADで推奨されている治療：最近のガイドラインから　72
   1) WFSBPの薬物治療ガイドライン（2008）　72
   2) S3ガイドライン（2014）　74
   3) Canadian clinical practice guidelines for the management of anxiety, posttraumatic stress and obsessive-compulsive disorders（2014）　77
2. SADの治療アルゴリズム　80
   1) SareenとStein（2000）による治療アルゴリズム　80
   2) SAD研究会（2009）によるSAD治療アルゴリズム　80
   3) Steinら（2010）によるSADの薬物療法アルゴリズム　82
おわりに　84

2. 社交不安症の臨床評価と心理教育 ……………………（佐々木司） 87
   はじめに 87
   1. 社交不安症の臨床症状評価 88
   2. 心理教育 89
      1) 心理教育の重要性 89
      2) 社交不安症の心理教育 90
   おわりに 92

3. 社交不安症における薬物療法 ……………………（貝谷久宣） 95
   はじめに 95
   1. 社交不安症をどのように理解するか 95
   2. 全般型社交不安症 98
   3. 社交不安症　パフォーマンス限局型 100
   4. 回避性パーソナリティ障害 100
   5. 社交不安症を根底にもつ妄想性障害 101
   6. 社交不安症を根底にもつうつ病（非定型うつ病） 101
   おわりに 102

4. 社交不安症に対する認知行動療法 ……………………（坂野雄二） 104
   はじめに 104
   1. CBT は SAD のどこに着目するか 105
      1) 周囲からの否定的評価に対する強い恐れ
         （fear of negative evaluation） 105
      2) 自分の変化に対する強すぎる注目（attention bias） 105
      3) 多様な回避行動 106
      4) 身体の変化 106
   2. SAD 症状はどのように形成・維持されているか 106
   3. CBT ではどのようなはたらきかけをおこなうか 108
      1) 自己理解を促進する 108
      2) 不安を感じたときの身体の変化に対応する 108

3）不安に伴う考え方を修正する　108
　　4）回避行動を修正する　109
　　5）社会的スキルの習得を図る　109
　　6）問題解決スキルの習得を図る　109
　おわりに　110

5. 社交不安症の回復を目指した治療の組み立て方とその評価
〈兼久雅之／穐吉條太郎〉111

　はじめに　111
　1. 社交不安症という診断　111
　2. 治療の選択　112
　3. 薬物療法の効果判定　113
　4. 薬物療法が効果不十分であった場合　113
　5. 認知行動療法が効果不十分であった場合　114
　6. 薬物療法の終了時期　114
　おわりに　115

Part.4　社交不安症と Comorbidity

1. 気分障害と全般性の社交不安障害(社交不安症)　〈永田利彦〉122
　はじめに　122
　1. 難治性うつ病はどのようにしてつくられるか　122
　2. 非メランコリア型うつ病の分類　123
　3. 幼少時期の行動抑制
　　―全般性の社交不安障害―非メランコリア型うつ病　124
　4. 隠れた全般性SAD（社交不安障害）を見出す　127
　5. 対人相互関係に注目した認知行動療法アプローチ　127
　おわりに　128

2. 他の不安症と社交不安症 ……………………（松永寿人／塩入俊樹）131
   はじめに 131
   1. SAD に併存する他の不安症とその影響 132
   2. 不安症の連続性と今後の展望 134
   おわりに 136

3. その他の疾患と社交不安症
   ―アルコール使用障害（依存・乱用），摂食障害など―
   （塩入俊樹／加藤圭悟）139
   はじめに 139
   1. アルコール使用障害と SAD 140
      1) アルコール使用障害と SAD の併存率 140
      2) SAD 患者がアルコールを使用する理由：3つの仮説を中心に 141
      3) アルコールに頼りやすい SAD 患者とは 143
      4) 社交不安と飲酒量の関係 144
      5) 関連研究から：アルコールで脳はどう変わるのか 145
   2. 摂食障害と SAD 145
      1) ED 患者群における AD 併存率 145
      2) AD 患者群における ED 併存率 147
   おわりに 147

Part.5 社交不安症とエスシタロプラム

1. 社交不安症に対する国内臨床試験 ……………………（朝倉　聡）154
   はじめに 154
   1. SAD に対するエスシタロプラムのプラセボ対照二重盲検比較試験 155
   2. SAD に対するエスシタロプラムのメタ解析 157
   3. SAD に対するエスシタロプラムの長期投与試験 158
   おわりに 158

2. EBMからみたエスシタロプラムの有用性 ……………（高塩　理）161

はじめに　161
1. SADに関するメタ解析研究　161
2. SADの臨床薬理試験　163
3. ESC効果の画像の研究　164
4. 世界のSAD治療ガイドライン　165
    1) 英国国立臨床有用性評価機構（NICE）ガイドライン　165
    2) 生物学的精神医学会世界連合ガイドライン　166
    3) その他　166

おわりに　166

3. うつ病に併存する社交不安症へのエスシタロプラムの臨床応用　　　　（渡部芳徳／土井直人／本郷誠司）170

はじめに　170
1. 実臨床場面での社交不安症の診断と治療　171
    1) リーボヴィッツ社交不安尺度（Liebowitz Social Anxiety Scale）日本語版（LSAS-J）　171
    2) うつスケールと不安スケールの使用　171
2. 【症例1】典型的なうつ症状のない社交不安症　40歳・男性　171
3. 【症例2】ESCと認知行動療法で奏効したうつ病と社交不安症が併存する　26歳・女性　172
4. 【症例3】ESCへの変更により気分変動が改善した　26歳・女性　174

おわりに　176

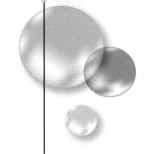

| Part.1 | 社交不安症の概念と病態的特徴 |

| Part.2 | 社交不安症の診断と評価尺度 |

| Part.3 | 社交不安症の治療ストラテジーとその評価 |

| Part.4 | 社交不安症と Comorbidity |

| Part.5 | 社交不安症とエスシタロプラム |

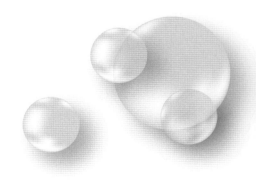

Part 1　社交不安症の概念と病態的特徴

1. 社交不安症の概念および定義
―対人恐怖との相互関係―

はじめに

　2013年に改訂された Diagnostic and Statistical Manual of Mental Disorders (DSM)-5 において social anxiety disorder (social phobia) (SAD) の訳は「社交不安症/社交不安障害（社交恐怖）」とされた．社交不安症および対人恐怖に関して，その概念および定義の流れを，著者の50年近い臨床経験と文献考察をもとに述べる．

　SAD の診断基準は1980年の DSM-Ⅲ において social phobia として国際的に登場した[1)～4)]．しかし，わが国において1928年に森田正馬[5)]が対人恐怖（強迫観念症の一型として記載）の諸症状を発表してから多数の症例が臨床の対象となった．森田学派による症例報告と精神病理学者による多くの研究がなされたが，対人恐怖の概念の拡大もあり，一時期，対人恐怖という概念は日本特有の社会文化的症候群として，注目されなかった．DSM-Ⅲ 以降，日本の対人恐怖と類似の病態であると考えられる SAD の症例が多く存在することが少しずつ確認されてきた（）[6)]．

1 日本における対人恐怖

　本来は SAD の概念および定義を DSM-Ⅲ よりはじめて DSM-Ⅳ，DSM-5 へと展開すべきところであるが，時間的経過を考慮して，まず日本における対人恐怖の概念の変遷について述べる．

chapter 1　社交不安症の概念および定義—対人恐怖との相互関係—

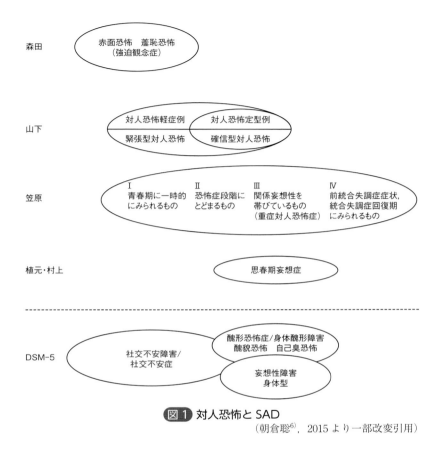

図1　対人恐怖とSAD

(朝倉聡[6], 2015より一部改変引用)

　対人恐怖の概念は，森田正馬が赤面恐怖に代表される「人前を気にすることを恐怖する」病態を羞恥恐怖とよび，「神経質」の典型である強迫観念症の代表的症候群として捉えたことがはじまりである．その後，対人恐怖の概念は軽症から重症まで幅広く使用されるようになった．軽い方から，健康人にも認められる対人緊張や人見知り，つぎに純粋に恐怖症段階にとどまる神経症レベルのもの，さらに関係妄想や妄想体験にまで発展する重症例まで含まれるようになった．

1960年代ごろから自分の視線が鋭くて周りの人に嫌な思いをさせているのではないか（自己視線恐怖），自分の体，口やお尻から不快な臭いが出て周りの人に迷惑をかけているのではないか（自己臭恐怖），あるいは自分の外見が醜いので周りの人に嫌な印象を与えているのではないか（醜形恐怖）など自分の身体的欠点が周囲の他人に不快感を与えていると悩むケースが注目されるようになった[7]〜[12]．山下は1970年までにこれらの症例を50名[13]，そして1977年には100症例集め，対人恐怖の定型例と呼称し発表した[14]．この定型例の特徴をまとめるとつぎのようになる．①自分には相手に不快・緊張感を与える欠点があると感じている（対人性をもつ欠点の存在）．②その欠点の存在に関する確信はきわめて強固である（確信性）．③その欠点は相手の所作や行動から直感的に感じとられる（関係妄想性）．④しかし，この妄想体験は一定の状況内（学校や職場）にとどまり，対象も家族や親友あるいは反対に無縁の人には軽度で，それ以上に発展することはない（妄想体験の限向性）．⑤生育歴や性格，状況要因などから症状形成が了解的に把握できる（了解性）．山下はこの関係妄想性のみられない対人恐怖を軽症例とよび，後に述べる笠原らの4型分類の①健常者の一時的なものと②純粋に恐怖症段階（神経症レベル）にとどまるものに対応すると述べている．さらに山下は定型例の関係妄想性についてつぎのような説明を加えている．この関係妄想性とは，たとえば相手が顔をふせたので自分の赤面を，またスカートを直したので自分の視線がそこに向いていたことを，咳をしたのでおならが出ていたことを直感的に感じとる体験をいう．健康人でも，特別に自分を意識する状況下では類似の感覚にとらわれることがあるが，対人恐怖定型例では日常生活のなかでたえずこの体験を実感するのである．
　さて，ここでは，ごく最近まで広く利用されている笠原ら[15][16]の対人恐怖分類を示しておく．
　第1群：青春期という発達段階に一時的にみられるもの，第2群：純粋に恐怖症段階にとどまるもの，第3群：関係妄想性を帯びているもの（重症対人恐怖症），第4群：前統合失調症症状，統合失調症回復期にみられるもの，としている．山下の対人恐怖定型例（後に山下は確信型対人恐怖と呼び変えている）は，統合失調症に発展しないことが示されている点から笠原らの分類では第3群に近いグループといえる．この点は山下も1982年の論文のなかで認めている．

1967年に植元,村上ら[12]は,「思春期における異常な確信体験について(そのI)—いわゆる思春期妄想症について—」という論文のなかで妄想的確信をもっている患者群に注目した.

対人恐怖の臨床研究で森田,笠原,山下らが中心的な役割を担ってきたことは有名な事柄であるが,その他数多くの研究者,臨床実践者が重要な成果をあげている.その一部を紹介しておくことは対人恐怖からSADの流れを考察する上で必要なことと考える.まず,森田学派の鈴木が示した対人恐怖552例の統計的報告をあげたい[17].山下によると104例の定型例を含むもので,その後の高橋[18],近藤[19],丸山[20]らの調査研究をあわせてまとめると,軽症例では「主題の明確でない対人場面での圧迫感・不安・緊張」「視線」「赤面」「表情」「身体や声のふるえ」「発汗」などが多くみられ,「他者の視線」を恐れるのであって,定型例にみられる「自分の目つきが鋭くて嫌な感じを与える」というような,加害性をもった「自己の視線」ではない.

しかし,笠原ら[21],山下ら[20]多くの研究者が指摘しているように,山下の軽症例と定型例の分類は関係妄想性の有無で明確に区別されているのが,臨床的には人格的に問題なく治療に反応しやすい症例もあり,一方,性格偏倚の著しい難治例,さらに経過のなかで統合失調症へ移行していくような症例まで存在する.

また,山下は1997年に,操作的な国際診断基準(DSM-Ⅳ)も考慮して軽症,定型をそれぞれ緊張型対人恐怖と確信型対人恐怖とよび変えている.

対人恐怖に関して,韓国や中国でも日本の対人恐怖と近似する病態の報告がある.ここではLee[23]の論文(1987年)を文献にあげておく.

2 SADと対人恐怖

SADは操作的国際診断基準として1980年に発表されたDSM-Ⅲに登場してきた.その診断基準はⅠ軸診断(臨床症状)に分類され,人前で話したり,人前での書字,会食,公衆トイレなど特定の状況における恐怖が中心で,おもにある行為状況に対する恐怖,不安症状が指摘され,従来の単一恐怖症の一種という一般的な認識であった.さらに,全般的な社交的状況(人前での緊張場面)に対する恐怖症状あるいは回避行動をとる症例はⅡ軸診断(人格特性)の回避

性パーソナリティ障害に分類された．このDSM-ⅢにSADの診断基準が示される以前，日本の対人恐怖という病態の報告は日本特有の文化結合症候群として位置づけられあまり注目をされなかったように感じていた．また，欧米においても日本の対人恐怖に近い症例が報告されていることが文献に紹介されてきた[24]〜[28]．そのなかにはJanet Pのphobies des situations sociales，Kretschmer Eのbeziehungs neurose，Schilder Pのsocial neurosis，Marks IMのsocial phobiaなどが含まれ，その示された病態は日本の対人恐怖とほぼ近い臨床的概念と指摘されている．しかし，それらは残念ながら欧米の臨床医の強い関心を集めなかったようである．

DSM-Ⅲの操作的診断基準の普及により大規模な疫学的研究（Schneierら[29]：Epidemiologic Catchment Area：ECA）などが実施され，SADの典型例は12〜16歳ぐらいの10歳代半ばに発症し，有病率が2.4％と高く，うつ病やアルコール依存，その他の不安症を併発しやすいことが判明した．

その後，SADはDSM-Ⅲの診断基準で特定された以上の多くの社交的状況で苦労し，学業や職業上さらに結婚生活，日常生活において大きな支障を呈していることが判明した．その結果，1987年のDSM-Ⅲ-Rでは多くの社交的状況で恐怖，不安症状や回避行動を示す全般性を特定することが決められ，SADは全般性と非全般性に分類されることとなった．

1994年のDSM-Ⅳでは診断名がsocial phobiaからsocial phobia（social anxiety disorder）と変更され，赤面，震え，発汗などの不安症状を恐れることが診断基準に加えられた．さらに，不安症状をコントロール不能となり，予期不安の悪循環を呈し，他者からの注目を恐れ，恥ずかしいふるまいをしてしまうのではないかと恐れるようになると示された．

ここでは興味深い論文を紹介しておく．Choyら[30]はDSM-Ⅳを利用して，韓国と米国のSAD患者で確信型対人恐怖症状の出現頻度を検討し，両国において類似の結果が出た．さらに他人に迷惑をかけているという加害性をおびる患者の存在も両国の間に大きな差がないと報告している．

2013年のDSM-5では，人前で話をしたり演技をしたりする行為状況のみに状況が限定されるものをパフォーマンス限局型と特定することになった．朝倉[6]はこの変更により，DSM-ⅢによるSADの診断は特定の行為状況における

表1 DSM-5によるSADの診断基準の要点

A. 他者の注視を浴びる可能性のある1つ以上の社交場面に対する，著しい恐怖または不安．例として，社交的なやり取り（例：雑談すること，よく知らない人に会うこと），見られること（例：食べたり飲んだりすること），他者の前で何らかの動作をすること（例：談話をすること）が含まれる．
　　注：子どもの場合，その不安は成人との交流だけでなく，仲間達との状況でも起きるものでなければならない．
B. その人は，ある振る舞いをするか，または不安症状を見せることが，否定的な評価を受けることになると恐れている（すなわち，恥をかいたり恥ずかしい思いをするだろう，拒絶されたり，他者の迷惑になるだろう）．
C. その社交的状況はほとんど常に恐怖または不安を誘発する．
　　注：子どもの場合，泣く，かんしゃく，凍りつく，まといつく，縮みあがる，または，社交的状況で話せないという形で，その恐怖または不安が表現されることがある．
D. その社交的状況は回避され，または，強い恐怖または不安を感じながら耐え忍ばれる．
E. その恐怖または不安は，その社交的状況がもたらす現実の危険や，その社会文化的背景に釣りあわない．
F. その恐怖，不安，または回避は持続的であり，典型的には6ヵ月以上続く．
G. その恐怖，不安，または回避は，臨床的に意味のある苦痛，または社会的，職業的，または他の重要な領域における機能の障害を引き起こしている．
H. その恐怖，不安，または回避は，物質（例：乱用薬物，医薬品）または他の医学的疾患の生理学的作用によるものではない．
I. その恐怖，不安，または回避は，パニック症，醜形恐怖症，自閉スペクトラム症といった他の精神疾患の症状では，うまく説明されない．
J. 他の医学的疾患（例：パーキンソン病，肥満，熱傷や負傷による醜形）が存在する場合，その恐怖，不安，または回避は，明らかに医学的疾患とは無関係または過剰である．

▶該当すれば特定せよ
パフォーマンス限局型：その恐怖が公衆の面前で話したり動作をしたりすることに限定されている場合

（American Psychiatric Association, 2013[4]）より引用）

恐怖感が主体となっていたが，対人恐怖において重点のおかれていた対人交流場面での恐怖，不安症状に近づいたと指摘している．さらに，従来の恥ずかしい思いをするという被害的な部分に加えて，他者の迷惑になるだろうという加害性が追加されたことは日本の確信型対人恐怖をSADのなかに取り込む方向ではないかと推測している．

最後にDSM-5によるSADの診断基準の要点を 表1 として示しておく．

おわりに

SADの概念および定義—対人恐怖との相互関係—と題して，日本における対人恐怖さらにDSM-Ⅲ，Ⅳ，5におけるSADの発展に関して概説した．日本における対人恐怖は森田学派に代表されるように悩める人々への臨床的貢献が中心となって発展してきたといえる．個々のケースの主観的および客観的内容を今後も詳細に検討していく必要がある．

一方，操作的国際診断基準はその性質上，疫学的データの統計的解析およびメタ解析が利用され，最近は各国の事情や文化なども配慮され，修正発展してきている．

（久保木富房）

文献

1) American Psychiatric Association：*Diagnostic and Statistical Manual of Mental Disorders, 3rd edition,* American Psychiatric Association, Washington DC, 1980
2) American Psychiatric Association：*Diagnostic and Statistical Manual of Mental Disorders, 3rd edition,* revised. American Psychiatric Association, Washington DC, 1987
3) American Psychiatric Association：*Diagnostic and Statistical Manual of Mental Disorders, 4th edition,* American Psychiatric Association, Washington DC, 1994
4) American Psychiatric Association：*Diagnostic and Statistical Manual of Mental Disorders, 5th edition,* American Psychiatric Association, Arlington VA, 2013
5) 森田正馬：赤面恐怖症（又は対人恐怖症）とその療法．森田正馬全集，3，白揚社，東京，1974，pp.164-174

6) 朝倉聡：社交不安障害の診断と治療．精神神経学雑誌 117：413-430，2015
7) 前田重治：対人恐怖症の精神分析．精神分析研究 3：7-10，1956
8) 鹿野達男，大塚俊男，本荘暢子：慢性幻臭患者の臨床的研究．精神医学 2：37-41，1960
9) 中沢晶子：体臭を訴える病者の心性について―人間学的観点からの一考察―．精神経誌 65：451-467，1963
10) 堤重年：内因性精神病にみられる幻嗅の臨床統計的研究．精神経誌 67：456-479，1965
11) 高橋徹：対人恐怖症の精神病理―その微視社会学的分析―．精神経誌 68：699-716，1966
12) 植元行男，村上靖彦，藤田早苗ほか：思春期における異常な確信的体験について（そのⅠ）―いわゆる思春期妄想症について―．児童精神医学とその近接領域 8：155-167，1967
13) 山下格：対人恐怖症の心理規制および治癒機転―とくに小集団精神療法について―．精神医学 10：554-557，1968
14) 山下格：対人恐怖，金原出版，東京，1977
15) 笠原嘉：対人恐怖．新版精神医学事典，加藤正明，保崎秀夫ほか編，弘文堂，東京，1993
16) 笠原嘉，藤縄昭，関口英雄ほか：正視恐怖・体臭恐怖―主として精神分裂病との境界例について―．医学書院，東京，1972
17) 鈴木知準：対人恐怖症の症状に関する統計的観察．臨床精神医学 5：1013-1023，1976
18) 高橋徹：対人恐怖―相互伝達の分析．医学書院，東京，1976
19) 近藤喬一：対人恐怖の日本的特性．臨床精神医学 11：837-842，1982
20) 丸山晋，児玉和宏，小島忠ほか：対人恐怖の時代的変遷．臨床精神医学 11：829-835，1982
21) 笠原敏彦，大宮司信：対人恐怖ののちに精神分裂病を発症した症例の臨床的研究（第一報）―症状の特徴と発病状況について―．臨床精神医学 13：63-70，1984
22) 山下格，笠原敏彦：対人恐怖症の概念と臨床像．精神科 MOOK 12：1-10，1985
23) Lee SH：Social Phobia in Korea. In：*Social phobia in Japan and Korea. Proceeding of the first cultural psychiatry symposium between Japan and Korea.* East Asian Academy of Cultural Psychiatry, Department of Psychiatry Seoul National University, Seoul, 1987, pp.24-52
24) 宮本忠雄：自己臭症―その症候論再考―．臨床精神医学 10：1223-1231，1976
25) 木村駿：日本人の対人恐怖．勁草書房，東京，1982
26) 鍋田恭孝：対人恐怖の臨床的研究，第一報―発達状況の特徴―．精神経誌 84：525-543，1982
27) 里村淳：ドイツと日本の対人恐怖症の比較精神医学的研究―とくに赤面恐怖について．臨床精神医学 8：329-337，1979
28) 石川元：醜貌恐怖―概念の変遷と成因論．臨床精神医学 11：813-818，1982
29) Schneier FR, Johnson J, Hornig CD *et al*：Social Phobia：comorbidity and morbidity

in an epidemiologic sample. *Arch Gen Psychiatry* **49**:282-288, 1992
30) Choy Y, Schneier FR, Heimberg RG *et al*: Features of the offensive subtype of taijin-kyohu-sho in US and Korean patients with DSM-IV social anxiety disorder. *Depress Anxiety* **25**:230-240, 2008
31) 朝倉聡, 築島健, 北川信樹ほか:自己臭恐怖の臨床的研究―25年前の症例との比較から―. 臨床精神医学 **29**:313-320, 1999

Part 1　社交不安症の概念と病態的特徴

2. 社交不安症の原因と症状

はじめに

　ここでは，社交不安症（social anxiety disorder：SAD）の原因と症状についてレビューする．少数の例外を除き，過去30年間の精神疾患の原因研究によってはっきりと原因が一つに特定されたものはない．一方，何か原因を考え，それから症状を説明したくなるのは人間の性のようなものである．
　いままで現れてきた原因仮説を解説し，それらが症状の理解にどう役に立つかを説明する．

 1　SADの症状

　SADの診断については別のところで取り扱われている．ここでは症状を簡単に整理することにしよう．

1）発症年齢

　SADには起きやすい発症年齢がある．Diagnostic and Statistical Manual of Mental Disorders（DSM）-5では"米国におけるSADの発症年齢の中央値は13歳であり，75％の人の発症年齢が8～15歳である"としている．実際に受診した患者に対して「いつごろから症状を自覚するようになりましたか？」と尋ねると実際にその通り，思春期以降であることが多い．しかし，実際には前向きコホートスタディや一般人口を対象にした地域研究の結果からは幼児期から

幼稚園や保育園などで行動抑制があり，それが成人になってから SAD と診断されるようになった人も多い．受診した患者に「いつ頃から発症したのか？」と質問する場合，いつも問題になるのは回想バイアスである．普通の人間は幼い頃からずっと毎日日記をつけることはなく，普通の大人に「あなたの二次性徴がいつ頃から生じましたか？」と訊ねても曖昧な答えしか返ってこないだろう．

2) 行動抑制

不慣れな社交的場面において能動的な行動が抑制されることである．行動抑制自体は不安を経験している個体に一般的にみられる現象である．たとえば広場恐怖の患者の場合，不安を経験しているときには探索行動が抑制され，慣れた場所から動こうとしない．

社交場面での行動抑制は幼少児にもみられる．家庭では普通に振る舞う子どもが，幼稚園や保育園では社会的相互交流が少ない．極端な例は選択性緘黙（selective mutism）である．DSM-5 では "選択性緘黙のある子ども達はほとんどいつも他の不安症の追加診断を受ける—最も多いものは社交不安症（社交恐怖）である" とされている．

3) 回避

社交場面を回避する．また社交場面にいる場合でもできるだけ自分に周りの注目が向かないように，目立たないように回避する．表情を抑え，声を小さくしたり，視線が合うことを避けたりすることがごく一般的にみられる．外顕的な行動を抑制するだけでない．社交場面に出る前に事前にリハーサルをくり返し，できるだけ計画通りに行動しようとする．実際の場面ではできるだけ嫌なことに気づかないよう・考えないようにする．スマホの画面を見続けるなどして他のことに気をそらす．などの行動も回避であり，とくに「安全確保行動」[1]とよばれることもある．

4) 内向的な思考・行動傾向「自意識過剰」

注意や意識が自分自身に向かう．社交場面にいて，周りにもっとおかしなことをしている変な人がいたとしても，その人のほうに注意が向かない．周囲の

すべての人がその変な人のほうを注目し，嘲笑している場合でも，SADの患者の注意はその変な人には向かない．場合によってはその嘲笑が自分に向けられたもののように錯覚する．

5）社交場面での交感神経興奮症状

人前で顔面が紅潮したり，声が上ずったり，動悸や発汗が生じる．症状そのものはパニック発作とよく似ているが，生じる場面が社交場面に限定している．また患者本人が恐れることは身体症状そのものではなく，パニック症のように生命の危機と考えて救急車をよぶようなことはない．その症状が周りの人に知られることのほうを恐れ，交感神経興奮症状を隠すためにいろいろな努力をする．そのなかに抗不安薬の服薬や飲酒が含まれることがあり，二次的に依存症を起こすことがある．

2　なぜ原因を論じるのか？

何か新たに出来事が生じれば，私たちはまず原因について考える．まだよくわからないが，出来事よりも前に起こった何かがあり，それがその出来事を生じさせた，その何かを知りたいと考える．因果論である．その出来事が病気や症状である場合は病因とよばれる．精神医学の場合，病因を専門に考える学問もあり，精神病理学とよばれている．原因を探ることが患者でも医療者でも普通のことだといえる．そうしない例外的な人物もいる．英国の哲学者David Humeは人間の考える因果論について「過去の現実と未来の出来事の間に必然的な関係はありえず，あくまで人間の側で勝手に作ったものにすぎない」と論じた[2]．このような特殊な人を除き，普通の人の脳ならば，規則性がまったくなかったとしても，1～2回いくつかの出来事を知ったり，経験したりしただけでも，それらが因果的に結びついていると考える傾向がある．薬物処方をした経験がある臨床医ならば，一度飲んだだけの薬について薬と副作用の間に強固な因果関係があると思い込む患者を診たことがあるはずだ．このような因果推論に対して，どれだけ科学的知識を提供したとしても修正はできない．

たとえば，「中学2年生の時のクラスでの発表で恥ずかしい経験をしたこと

が，私のSADを引き起こした」という言明があるとしよう．この言明は「中学生の時の発表で恥ずかしい経験をしたすべての人が，SADになる」という普遍言明（全称命題）に言い換えてしまえば偽であるのは明白である．全称命題に対しては例外を一つ発見すれば偽の証明ができるし，SADではない他の不安症，たとえばパニック症の患者は人前でパニック発作を起こして，救急車をよんでもらうようなことを何度も経験しているが，だからといってそれを恥ずかしいとか避けたいとかは思わない．恥ずかしい経験の有無や回数とSADの発症には因果関係がない．一方，本人としては以下のような経験があればそれだけで経験とSADの発症の間に因果関係があるものと判断する．

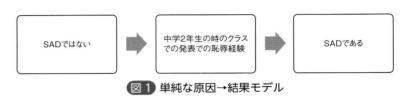

図1 単純な原因→結果モデル

個々の出来事は，この言明が記述する順序で起きている．本人としては物事の順番だけで因果関係があると判断したい．一方，精神医学としては，これだけでSADの発症の原因論とするのは弱すぎる．恥辱経験があってもSADにはならない人がいることをこれでは説明できない．ほかに原因が必要である．そこで考えられるのは，経験以外に，SADになる前からなにかあるという考え方と，経験への反応・その後の処理の仕方の2つである．図1に付け加えてみよう．

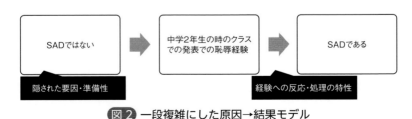

図2 一段複雑にした原因→結果モデル

この2つ，隠された要因・準備性と経験処理の特性に分けてSADの原因について考えてみよう．

3 発症前からある隠された要因・準備性

1）遺伝

　疾患の発症には生まれつき備わった遺伝と生まれた後の環境の2つがかかわる．SADに限らず，不安症全般において遺伝負因があるとされている．

　その2つの役割がそれぞれどの程度あるかの答えは普通に考えるよりもむずかしい．たとえ，特定の遺伝子が発症にかかわっていることがわかっていてもそうである．例をあげよう．女児のみにみられる特殊な自閉症であるRett症候群の場合，X染色体上にあるmethyl-CpG binding protein（MECP）2遺伝子の異常が原因だと特定されている[3]．この遺伝子異常をもった女児は妊娠時から1歳前後まで，まったく正常に発達するが，それを過ぎてから特徴的な手の動きや言語発達の遅れなど特有のパターンをもった症状を起こす．図に表せば図3のようになる．特定の原因と特定の結果がきれいに結びついている．

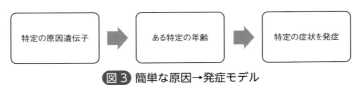

図3　簡単な原因→発症モデル

　しかし，症状と経過は一定でも重症度はさまざまである．歩行困難に陥る例と歩行可能な例はそれぞれ半々である．そして，このように単一の遺伝子がかかわっている精神疾患はごくまれな存在であり，ほとんどの精神疾患は多因子遺伝である．遺伝子を一つに特定できて，それによる形質がメンデルの法則にしたがって発現することはない．そして遺伝子の発現自体がさらに環境によって影響を受けることがわかってきた．遺伝子は一方的に形質に影響するのではない．

　一般的な遺伝子のイメージは，一つの遺伝子と一つの蛋白質が一対一で結びついているものであろう．異常な遺伝子は異常な蛋白質をつくり，その異常な蛋白質が病気を起こすと考える．しかし，MECP2遺伝子のはたらきは特定の蛋白質をつくることではない．下位の遺伝子に対してそのはたらきを停止させ

るように指令を伝えることである．MECP2遺伝子の異常のために中枢神経の発達に必要な緻密な遺伝子群の制御が効かなくなる．胎生期・乳児期には必要だった遺伝子も幼児期になったら止める必要があるのだが，Rett症候群の女児はそれができない．そしてMECP2遺伝子だけが遺伝子群を調整しているわけではない．温度などの環境変化も関係する．このように遺伝子の発現が後天的に調整されることをエピゲノムとよび，具体的なメカニズムとしてDNAのメチル化やヒストンの化学修飾などがある．

現在の遺伝学の考えでは，遺伝子のはたらきは一方向ではなく，円環的である．ラマルクの用不用説のように後天的に獲得した形質がDNAに伝わることははっきり否定されており，自然な状況ではDNAそのものが環境によって書き換えられることはない．しかし，DNAがどう使われるのかは環境にも依存している．

このように考えると遺伝と環境のどちらがSADの発症に大きく関連するのかは簡単には答えが出せない問題になる．実際に遺伝負因に関する31の研究をレビューしたMorenoら[4]によればSADの遺伝性は13～76％の幅にあり，遺伝

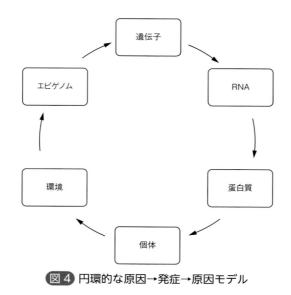

図4 円環的な原因→発症→原因モデル

性があることについてはコンセンサスがあるが,大きいとも小さいとも結論が出せない.

2) 脳のメカニズム

要因について考える方法のもう一つは脳のメカニズムから説明することである.脅威に対する過剰な反応や社交場面での交感神経興奮症状からつぎのようなメカニズムが考えられている.

a. 神経回路・神経系

扁桃体や島,前頭前野,自律神経系の異常が想定されている.脳機能画像研究では辺縁系と傍辺縁系において社会的脅威刺激に対する反応がSAD患者において高いことが示されている.PETとfMRIを用いた研究では,人前で話すときと社会的脅威とみなされるような表情をした顔写真をみたときに,SAD患者の扁桃体と島において過活動が生じることが示された[5].また内側前頭前皮質と内側頭頂・後頭皮質における異常も指摘されている.デフォルト・モード・ネットワークの異常と考えられ,それが内向的な思考(自意識過剰)と結びついていると考えられている[6].

社会的ストレスに対する視床下部-下垂体軸の反応の高さがSADの重症度と関連する[7].パフォーマンス限局型ではとくに自律神経系の興奮が起きやすいが,対照的に全般型の場合は正常者と同じである[8].

b. 神経伝達物質

i) セロトニン

SADの患者で選択的セロトニン再取り込み阻害薬(selective serotonin reuptake inhibitors:SSRI)の効果があった場合に,セロトニンを実験的に除去すると効果が失われてしまう.この結果から考えるとセロトニンがSADに関連していると思われる.

ii) ドーパミン

ドーパミンは運動調節やホルモン調節,快の感情,意欲,学習などにかかわる.とくに中脳皮質系ドーパミン神経で前頭葉に分布するものが報酬系などに関与し,意欲,動機,学習などに重要な役割を担っているとされている.SAD

にも関連していると思われるが，それがどのようなものかは意見が分かれる[9]．

ⅲ）グルタミン
前部帯状回皮質のグルタミン酸の量がSAD患者において，正常者よりも高く，また量が症状の重症度と相関したとする報告がある[10]．

ⅳ）オキシトシン
下垂体後葉から分泌されるペプチドホルモンである．「幸せホルモン」，「愛情ホルモン」ともよばれ，ストレスを緩和し幸せな気分をもたらす．末梢血のオキシトシンレベルが社交不安の重症度と関連したとする報告がある[11]．

こうした脳のメカニズムに関する研究は神経伝達物質や脳機能画像に関する研究方法の進歩にともなって増加しているが，一つ基本的な問題を抱えている．どちらが卵か鶏か，どちらが先かわからないのである．SADになったことが原因でここで取り上げたような異常が生じた可能性がある．SADとして認識される前から生じている特性であれば，このような問題は生じない．今度は生育状況や認知・行動をみてみよう．

3）生育状況・認知・行動
a．行動抑制
見知らぬ人や慣れない物をみせられると乳児の15％程度は逃げようとしたり，泣いたり，ステロイドホルモン・レベルの上昇が生じたりする．これを行動抑制とよぶ．この特性は遺伝し，成人してからは扁桃体の過活動につながる．行動抑制が強い子どもは内向的な性格になる．このことだけではSADとは診断できないが（本人にとっての障害感がない），思春期以降でSADと診断されることが多くなる[12]．

b．養育経験
SADの患者に対して親の養育について尋ねると過保護や冷たかった，拒否的でかまってくれなかった，躾として恥ずかしいことをさせられた，などの回答が正常者よりも多い．しかし，これらは回想バイアスを免れない．誰でも健康と幸せに満ちあふれているときには自分の幼少時を良かったと答えるだろうし，不幸のどん底にいるときには悪かったと答えるはずだ．ではSADだけにみられる特徴はあるのだろうか？　SADと他の不安症をくらべた研究がいく

つかある．広場恐怖患者は母親の拒否と両親の冷たさを報告することが多かった．SAD患者は両親の冷たさと拒否，過保護を報告することが多かった[13]．他の研究ではまた違う結果になることが多いが，おおよそ親の過保護がSADと関連しているように思われる．一方，これもまた乳児期からの行動抑制のために親が過保護傾向を示すようになったのかもしれない．

c．出生順位

社交不安や内向性が同胞内の順序などで決定されるという考えがある．第一子や一人っ子は第二子以降とくらべると親からのプレッシャーが強く，また社会技術を学ぶチャンスが少ないためにSADになりやすいとするものである[14]．この考えを支持する研究結果もあれば，否定するものもある[15]．

d．社会学習

ここでいう学習とは学習理論でいう"学習"すなわち，特定の経験や練習によって行動のかなり持続的な変容が生ずるとき，その過程または結果のことである．学習を大きく分けると，直接経験によるものとルール支配によるもの，そして他の個体を観察して真似たりするものがある．この3つ目のものを社会学習と呼ぶ．社交不安傾向の強い患者や子どもの場合，他の個人が社会的に恥ずかしい経験をするのを横で観察しただけでも正常者よりも，より社交不安がその後も高くなりやすいという報告がある[16]．

e．エクスポージャーの不足

親の社交不安が強い場合は子供に対しても「言葉に気をつけなさい」「人前で恥ずかしいことはしてはいけません」「知らない人と目を合わせたり，話しかけたりしてはいけません」などと教えることが多くなる．人の目を気にすることを教え，赤の他人を避けることを躾けていれば自然に人と触れるチャンス＝エクスポージャーが減ることになる．全般型とパフォーマンス限局型のSADをくらべたとき，前者では親が人を避けるように人目を気にするようにと躾けていて，その結果，人前で何かをしたという経験が後者よりも少ないという報告がある[17]．

f．認知・情報処理

SAD患者の考え方にはさまざまな偏りがあることはよく知られている．社会的な評価について否定的な認知のほかに，自分自身に注意が向かいやすい傾向

(self-focused attention), 場面での安全確保行動, 予期不安と場面がおわった後の情報処理などが指摘されている[18].

図5のような因果関係モデルがある.

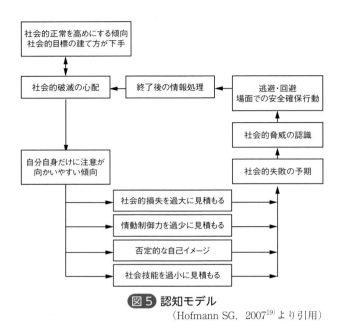

図5 認知モデル
(Hofmann SG, 2007[19]より引用)

 おわりに

SADに関するさまざまな原因仮説をまとめた. 多くの原因仮説はいまのところ仮説でしかなく, 新しい研究によって否定され, 書き直される立場にある. 最終的には遺伝研究で紹介したような円環的なモデルになっていくことが予想される.

(原井宏明)

文献

1) 岡島義，坂野雄二：社会不安障害における安全確保行動の役割（展望）．行動療法研究 **34**：43-54, 2008
2) Hume D：An Enquiry concerning Human Understanding. Sec. Ⅶ, 1748
3) Amir RE, Van Den Veyver IB, Wan M et al：Rett syndrome is caused by mutations in X-linked *MECP2*, encoding methyl-CpG-binding protein 2. *Nat Genet* **23**：185-188, 1999
4) Moreno AL, Osorio Flávia de Lima, Martin-Santos Rocio et al：Heritability of social anxiety disorder：a systematic review of methodological designs. *Arch Clin Psychiatry* **43**：83-92, 2016
5) Furmark T, Tillfors M, Marteinsdottir I et al：Common changes in cerebral blood flow in patients with social phobia treated with citalopram or cognitive-behavioral therapy. *Arch Gen Psychiatry* **59**：425-433, 2002
6) Brühl AB, Delsignore A, Komossa K et al：Neuroimaging in social anxiety disorder—a meta-analytic review resulting in a new neurofunctional model. *Neurosci Biobehav Rev* **47**：260-280, 2014
7) Roelofs K, van Peer J, Berretty E et al：Hypothalamus-pituitary-adrenal axis hyperresponsiveness is associated with increased social avoidance behavior in social phobia. *Biol Psychiatry* **65**：336-343, 2009
8) Hofmann SG, Newman MG, Ehlers M et al：Psychophysiological Differences Between Subgroups of Social Phobia. *J Abnorm Psychol* **104**：224-231, 1995
9) Schneier FR, Abi-Dargham A, Martinez D et al：Dopamine transporters, D2 receptors, and dopamine release in generalized social anxiety disorder. *Depress Anxiety* **26**：411-418, 2009
10) Phan KL, Fitzgerald DA, Cortese BM et al：Anterior cingulate neurochemistry in social anxiety disorder：1H-MRS at 4 Tesla. *Neuroreport* **16**：183-186, 2005
11) Hoge EA, Pollack MH, Kaufman RE et al：Oxytocin levels in social anxiety disorder. *CNS Neurosci* **14**：165-170, 2008
12) Essex MJ, Klein MH, Slattery MJ et al：Early risk factors and developmental pathways to chronic high inhibition and social anxiety disorder in adolescence. *Am J Psychiatry* **167**：40-46, 2010
13) Arrindell WA, Kwee MG, Methorst GJ et al：Perceived parental rearing styles of agoraphobic and socially phobic in-patients. *Br J Psychiatry* **155**：526-535, 1989
14) Zimbardo PG：Shyness：What it is, what to do about it. Reading MA, Addison-wesley, 1977（https://www.questia.com/read/9932599/shyness-what-it-is-what-to-do-about-it）
15) Rapee RM, Melville LF：Recall of family factors in social phobia and panic disorder：comparison of mother and offspring reports. *Depress Anxiety* **5**：7-11, 1997

16) Askew C, Hagel A, Morgan J：Vicarious learning of children's social-anxiety-related fear beliefs and emotional stroop bias. *Emotion* **15**：501-510, 2015
17) Bruch MA, Heimberg RG：Differences in perceptions of parental and personal characteristics between generalized and nongeneralized social phobics. *Journal of Anxiety Disorders* **8**：155-168, 1994
18) Clark DM, Wells A：A cognitive model of social phobia. In：*Social phobia：diagnosis, assessment, and treatment*, ed by Heimberg RG, Liebowitz MR, Hope DA *et al*：Guilford Press, NY, 1995, pp.63-93
19) Hofmann SG：Cognitive factors that maintain social anxiety disorder：a comprehensive model and its treatment implications. *Cogn Behav Ther* **36**：193-209, 2007

Part 1 社交不安症の概念と病態的特徴

3. 社交不安症の有病率
─罹患年齢などの疫学から─

はじめに

　社交不安症（social anxiety disorder：SAD）とは，他者の注視を浴びる可能性のある社交場面に対する著しい恐怖や不安と回避を特徴とする疾患である．社交不安は，日常生活に支障をきたすだけでなく，結婚，就学，就職などの人生におけるさまざまな過程に深刻な障害を及ぼす．SAD患者は，末期状態の腎不全といった器質的疾患を有する者よりも日常生活に深刻な機能障害がみられることや[1]，2.6％の自殺企図率を示し，うつ病の1.1％よりも高いことが報告されている[2]．しかしながら，SAD患者は，社交不安症状を自分の内気な性格の問題として捉え，医療機関を受診しないことが多く，治療を受けるのはSAD患者の5％程度とされる[3]．ここでは，SADの有病率や罹患年齢を中心とした，国内外における疫学研究の成果をまとめる．

1 海外における疫学研究

　SADについては，1980年代に米国精神医学会によって出版された『精神障害の診断と統計マニュアル第3版』〔Diagnostic and Statistical Manual of Mental Disorders（DSM）-Ⅲ〕において，恐怖症から独立して記載されたことをきっかけに，多くの疫学研究がおこなわれるようになった．初期の疫学研究としては，米国国立精神衛生研究所のEpidemiologic Catchment Area（ECA）研究があげられる．米国の5ヵ所の地域における18歳以上の20,862人を対象に，

DSM-Ⅲの診断基準にもとづいて作成された米国国立精神保健研究所診断面接法（Diagnostic Interview Schedule：DIS）を用いて面接調査をおこなった結果，13,537人中361人（2.4％）がSADの診断を満たすことが明らかになった[3]．DSM-Ⅲにもとづいた面接法では，有病率を過小評価することが指摘されているため，初期の研究での有病率は一般に低めの値となっている[4]．そのため，DSM-ⅢがDSM-Ⅲ-Rに改訂され，面接法も改訂されると，生涯有病率にも変化がみられた．たとえば，1992年に米国で実施されたNational Comorbidity Survey（NCS）では，DSM-Ⅲ-Rと国際疾病分類（International Classification of Disease：ICD）-10の診断基準に準じたWHO統合国際診断面接（WHO Composite International Diagnostic Interview：CIDI）を用いて疫学調査がおこなわれた．その結果，SADの生涯有病率は13.3％であり，12ヵ月有病率は7.9％であることが報告された[5]．この結果は，SADは米国においてうつ病（生涯有病率：17.1％），アルコール依存症（生涯有病率：14.1％）につづき3番目に多くみられる精神疾患であることを示している．

1994年にDSM-Ⅳが出版された後，2000年にはNational Comorbidity Survey Replication（NCS-R）という代表的な疫学研究がおこなわれた．NCS-Rでは，18歳以上の9,282人を対象に，World Mental Health Survey Initiative Version of the World Health Organization Composite International Diagnostic Interview（WMH-CIDI）を用いた全米規模の対面調査がおこなわれた．その結果，SADの生涯有病率は12.1％であることが明らかになり，全般不安症の5.7％，パニック症の4.7％，心的外傷後ストレス障害の6.8％，強迫症の1.6％と比較しても顕著に高いことが示された[6]．さらに，年齢別に生涯有病率を算出した結果，18〜29歳は13.6％，30〜44歳は14.3％，45〜59歳は12.4％，60歳以上は6.6％であり，高齢者層に少ないという偏りがみられた．13〜18歳の10,123人を対象にしたMerikangasら[7]の研究では，CIDIを用いた対面調査の結果，生涯有病率は9.1％であったことが報告されている．そこで，Kesslerら[8]は，Kesslerら[6]の研究における対象者に，13〜17歳の対象者を加えた12,175人に対してCIDIを用いた面接調査を実施した．その結果，10.7％の生涯有病率，7.4％の12ヵ月有病率という値が示された．

このように，SADの有病率に関する疫学研究は，DSMの改訂とともにアッ

プデートされつづけているが,SADは安定して10%前後の高い有病率を維持していることがわかる.また,若年者層と比較して,高齢者層には少ない疾患であることが明らかにされている.

SADの罹患年齢の低さについては,さまざまな研究において指摘されている.たとえば,上述したKesslerら[6]の研究では,罹患年齢の中央値は13歳であることが報告されている.また,Kesslerら[8]の研究では,限局性恐怖症およびSADの罹患年齢の中央値は15〜17歳であり,パニック症,うつ病,心的外傷後ストレス障害,全般不安症,強迫症,双極性障害よりも早いことが示された.

SADは,罹患年齢が低い一方で,その罹患率は中年期までは年齢が上がるにつれて増加する傾向にあることが指摘されている[6)8)9)].そして,不安症の長期経過を調査したBruceら[10]の研究では,不安症の現症もしくは既往のあった711人を12年間追跡調査した結果,SADは回復率が低く,一度発症すると慢性経過をたどりやすいことが明らかにされている.そのため,青年期に発症した場合,その後の人生に大きな機能障害を及ぼすことが考えられる.これらの結果をふまえると,早期予防,早期診断,早期治療が大きな課題といえる.

2 わが国における疫学研究

わが国でのSADの疫学調査はそれほど多くはなく,とくに,若年者での疫学調査データは乏しい[11].代表的な疫学研究としては,Kawakamiら[12]があげられる.わが国の4つの地域における20歳以上の4,134人に対して,CIDIを用いた構造化面接を実施した結果,わが国における生涯有病率は0.8%であり,欧米における疫学調査と比較して十分の一以下の値が示されている.一方で,西村ら[13]は,大学の学生健康診断時に精神疾患簡易構造化面接法(The Mini-International Neuropsychiatric Interview : M. I. N. I.)を自己記入式として用いて予備調査をおこなった結果,20,000人中592人がSADに該当した(時点有病率:2.8%).構造化面接を用いた研究では,Kawakamiら[12]と同様に,アジア人は欧米人と比較して有病率が低いという結果が示されている.音羽ら[11]は,欧米とアジアの社会性の成熟の仕方における違いをふまえると,アジア人の社交不安レベルは他地域・他人種より高いと推測されるため,潜在的な患者

群が他国より多い可能性があることを指摘している．また，アジア人は，周囲の目を気にして受診につながらないばかりでなく，疫学調査においても取り繕う傾向にある可能性を指摘している．Kawakami ら[12]の結果についても，構造化面接という対面でのやり取りでは，たとえ診断基準に該当していても当てはまるといわない日本人の特性が関係している可能性がある．

　久松[14]は，SAD 患者向けのスクリーニング方法を検討するため，大学生 286 人，会社員 357 人，SAD 患者 25 人を対象に，SAD 症状を評価する Social Phobia Inventory（SPIN）を用いて自覚症状を調べ，欧米の結果と比較した．つぎに，上記のなかから抽出した大学生 224 人に対して M.I.N.I. を使用し，時点有病率を求めた．その結果，大学生の約 4.8％が SAD に該当し，SAD 傾向は 14 歳頃が最も強いことが示された．また，日本人の SAD 患者は米国人の SAD 患者とくらべて，性差，有病率，SPIN 得点に差はなかったが，一般日本人は米国人対照群と比較して SPIN 得点が高かった．そのため，日本人は社交不安を感じやすい人種であることが推測された．

　Kawakami ら[12]では生涯有病率は 0.8％と非常に低い値であったが，西村ら[13]や久松[14]の結果をふまえると，日本人の生涯有病率は欧米よりも低いとは一概にはいえない現状があると考えられる（表1）．

併発症について

　SAD が日常生活に及ぼす影響を指摘するうえで，併発症の多さは欠かすことのできない問題である．たとえば，SAD 患者の 50〜80％は，少なくとも 1 つの精神障害を合併していると推定されている[3]．SAD は，とくに，他の不安障害，うつ病，物質関連障害の合併が指摘されている[15]．14〜24 歳の 2,548 人を 4 年間追跡したミュンヘンの疫学調査では，SAD 患者は，うつ病を併存するリスクが一般健常者の 2.9 倍であったことも報告されている[16]．うつ病を併発した SAD 患者は，SAD のみの患者と比較して，治療の前後いずれにおいても SAD 症状の持続期間が長く，機能障害が重篤である[17]．さらに，SAD は他の精神疾患にくらべ，2 倍以上アルコール依存症の発症が高いことも報告されている[18]．さらに，近年，あまり注目されてこなかった双極性障害や摂食障害と

表1 本文中に引用した社交不安症の疫学研究一覧

報告者（年）	調査国	対象者数（人）	診断方法	生涯有病率（%）	12ヵ月有病率（%）	時点有病率（%）	罹患年齢（中央値）
Schneier FR et al, 1992[3]	米国	13,537	DIS	2.4			
Kessler RC et al, 1994[5]	米国	8,098	CIDI	13.3	7.9		
Kessler RC et al, 2005[6]	米国	9,282	CIDI	12.1			13歳
Merikangas KR et al, 2010[7]	米国	10,123	CIDI	9.1			
Kessler RC et al, 2012[8]	米国	12,175	CIDI	10.7	7.4		15～17歳（恐怖症含む）
Kawakami N et al, 2005[12]	日本	4,134	CIDI	0.8			
西村ら, 2007[13]	日本	20,000	M.I.N.I.			2.8	
久松, 2006[14]	日本	224	M.I.N.I.			4.8	14歳

の合併も報告されている[19]．このように，SADが重症化しやすい背景には，他の精神疾患を併存する危険性が高いことが関係しているといえる．

おわりに

　SADは，有病率，罹患年齢，併存症，機能障害の重篤度に関する知見をふまえると，早期に対策をとる必要のある疾患といえる．また，SADは疾患レベルにない高社交不安者との間に心理的特徴の連続性があることが指摘されているため[20]，高社交不安者においても，日常生活に与える影響は大きいといえる．SADは一旦寛解すれば再発しにくいことも報告されているため[10]，早期に治療を受けることで，生活の改善がもたらされることが期待できる．しかしながら，先述のように，SADは受診率が低いことも大きな特徴であり，うつ病などとくらべて相対的に治療必要性の認識が低い．多くの症例は，うつ病，摂食障害，引きこもり，登校拒否，出社拒否，アルコール関連障害などの日常生活への影

響の大きい障害を併発してから受診することが多い[21]．そのため，教育現場におけるSADの予防的啓発や，医療現場における早期診断・早期治療が重要な課題となる．また，日本人の文化や特性が面接に対する反応性に与える影響を考慮しながら，青年期の対象者を含めた国内での疫学研究の知見を蓄積していくことも，わが国でのSADに対する認識を変えていくために必要である．

（富田　望／嶋　大樹／熊野宏昭）

文献

1) Wittchen HU, Beloch E：The impact of social phobia on quality of life. *Int Clin Psychopharmacol* **11**：15-23, 1996
2) Stein MB, Fuetsch M, Müller N *et al*：Social anxiety disorder and the risk of depression：A prospective community study of adolescents and young adults. *Arch Gen Psychiatry* **58**：251-256, 2001
3) Schneier FR, Johnson J, Hornig CD *et al*：Social phobia. comorbidity and morbidity in an epidemiologic sample. *Arch Gen Psychiatry* **49**：282-288, 1992
4) 土屋政雄，川上憲人：社会不安障害の疫学．臨床精神医学 **36**：1495-1502，2007
5) Kessler RC, McGonagle KA, Zhao S *et al*：Lifetime and 12-month prevalence of DSM-Ⅲ-R psychiatric disorders in the United States. Results from the National Comorbidity Survey. *Arch Gen Psychiatry* **51**：8-19, 1994
6) Kessler RC, Berglund P, Demler O *et al*：Lifetime prevalence and age-of-onset distributions of DSM-Ⅳ disorders in the National Comorbidity Survey Replication. *Arch Gen Psychiatry* **62**：593-602, 2005
7) Merikangas KR, He JP, Burstein M *et al*：Lifetime prevalence of mental disorders in U. S. adolescents：Results from the National Comorbidity Survey Replication—Adolescent Supplement(NCS-A). *J Am Acad Child Adolesc Psychiatry* **49**：980-989, 2010
8) Kessler RC, Petukhova M, Sampson NA *et al*：Twelve-month and lifetime prevalence and lifetime morbid risk of anxiety and mood disorders in the United States. *Int J Methods Psychiatr Res* **21**：169-184, 2012
9) Essau CA：Frequency and patterns of mental health services utilization among adolescents with anxiety and depressive disorders. *Depress Anxiety* **22**：130-137, 2005
10) Bruce SE, Yonkers KA, Otto MW *et al*：Influence of psychiatric comorbidity on recovery and recurrence in generalized anxiety disorder, social phobia, and panic disorder, a 12-year prospective study. *Am J Psychiatry* **162**：1179-1187, 2005

11) 音羽健司, 森田正哉：社交不安症の疫学―その概念の変遷と歴史―. 不安症研究 **7**：18-28, 2015
12) Kawakami N, Takeshima T, Ono Y et al：Twelve-month prevalence, severity, and treatment of common mental disorders in communities in Japan：Preliminary finding from the World Mental Health Japan Survey 2002-2003. *Psychiatry Clin Neurosci* **59**：441-452, 2005
13) 西村由貴, 田中由紀子, 齋藤圭美ほか：学生のメンタルヘルス調査 2006―予備調査の結果報告. 慶應保健研究 **25**：791-798, 2007
14) 久松由華：日本人の社交不安の傾向とスクリーニング方法に関する検討. 心身医学 **46**：969-976, 2006
15) Chartier MJ, Walker JR, Stein MB：Considering comorbidity in social phobia. *Soc Psychiatry Psychiatr Epidemiol* **38**：728-734, 2003
16) Bittner A, Goodwin RD, Wittchen HU et al：What characteristics of primary anxiety disorders predict subsequent major depressive disorder? *J Clin Psychiatry* **65**：618-626, 2004
17) Erwin BA, Heimberg RG, Juster H et al：Comorbid anxiety and mood disorders among persons with social anxiety disorder. *Behav Res Ther* **40**：19-35, 2002
18) Davidson JR, Hughes DL, George LK et al：The epidemiology of social phobia：findings from the Duke Epidemiological Catchment Area Study. *Psychol Med* **23**：709-718, 1993
19) Stein MB：An epidemiologic perspective on social anxiety disorder. *J Clin Psychiatry* **67**：3-8, 2006
20) Turner SM, Beidel DC, Townsley RM：Social phobia：Relationship to shyness. *Behav Res Ther* **28**：497-505, 1990
21) 朝倉聡, 小山司：社会不安障害（social anxiety disorder：SAD）についての対応. 日本臨牀 **68**：1544-1549, 2010

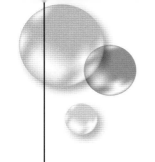

- Part.1 社交不安症の概念と病態的特徴
- **Part.2 社交不安症の診断と評価尺度**
- Part.3 社交不安症の治療ストラテジーとその評価
- Part.4 社交不安症と Comorbidity
- Part.5 社交不安症とエスシタロプラム

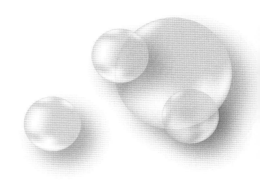

Part. 2　社交不安症の診断と評価尺度

1. 社交不安症の分類と鑑別診断

 はじめに

　社交不安症（social anxiety disorder：SAD）は，1980年に『精神障害の診断・統計マニュアル第3版』〔Diagnostic and Statistical Manual of Mental Disorders（DSM）-Ⅲ〕[1]において social phobia との疾患名でその診断基準が示されて以来，欧米では多くの研究がおこなわれるようになった．その結果，以前はまれな病態であるとの認識であったが，大規模な疫学調査で3～13％と高い生涯有病率であることが示され，さらに社会生活上の障害も大きいことが明らかとなり，SADは「認識されずに治療されなかった重大な障害」であることが一挙に広まった[2]．2013年の『精神障害の診断・統計マニュアル第5版』（DSM-5）では[3]，social anxiety disorder（social phobia）との疾患名に改められ，同書の日本語版では社交不安症/社交不安障害（社交恐怖）と訳されているが[4]，現在わが国では「社交不安症」という記載で統一しようという方向にある．
　わが国では，SADに類似した病態として，1930年代ごろから「対人恐怖」の名称で長く治療的対応がなされてきた経緯がある．DSM-5においては「対人恐怖」もSADであるとの記述があるが，「対人恐怖」の方がSADよりもやや広い疾患概念であるといえる．ここでは，SADの分類と鑑別診断についてDSMと「対人恐怖」の関係を交え紹介する．
　SADの治療については，薬物療法や認知行動療法などの精神療法に関する研究もおこなわれており，臨床症状評価尺度も開発されている[5]．わが国においては，現在SADの治療薬としてフルボキサミン，パロキセチン，エスシタロ

プラムが保険適用として認可されている．

1 DSMにおけるSADの診断と分類の変遷

　SADはDSM-Ⅲ，DSM-Ⅲ-R[6]では，social phobiaとの診断名であった．DSM-ⅢでⅠ軸診断として診断基準が示されたが，人前で話す，人前で書字する，会食する，公衆トイレを使用するなどの特定の状況に対する恐怖が強調されていた．主にある行為状況に対する恐怖，不安症状が示されており，単一恐怖の一種という程度の認識であった．一方，全般的な社交的状況に対する恐怖症状/回避行動をとる症例は，Ⅱ軸診断の回避性パーソナリティ障害に分類されていた．DSM-ⅢにおけるSADの記載を契機として多くの研究がおこなわれた結果，SAD患者は特定の状況だけではなく多くの社交的状況で困難をきたしており，学業や職業上また婚姻や日常の社会生活全般に大きな障害をきたしていることが明らかになってきた．そこでDSM-Ⅲ-Rでは，1つあるいは2つ程度の状況だけではなく多くの社交的状況で恐怖，不安症状や回避行動を示す全般性の特定をすることとされた．

　DSM-Ⅳでは，social phobia（social anxiety disorder）の疾患名とされ，人目につく赤面，震え，発汗などの不安症状を恐れることが診断基準に明記された．社交的状況で出現するこれらの不安症状をコントロールできなくなる経験にとらわれ，予期不安の悪循環に陥り，このため他者からの注目や恥ずかしい振る舞いをしてしまうのではないかということを恐れる病態とされた．

　DSM-5では，恐怖する状況の多さはSADの重症度に関連すると考えられるため，従来記載されていた全般性を特定するのではなく，人前で話したり演技をしたりする行為状況のみをパフォーマンス限局型として特定することとなった（)[4]．DSM-Ⅲでは，SADの診断基準として特定の行為状況における恐怖心が主に指摘されており，対人交流場面での恐怖，不安症状を中心に考えられていた対人恐怖とSADの関係を考える場合に問題となっていた点の1つであったが，DSM-5における変更によりSADの中核群をより対人恐怖に近い病態と理解できるようになったと考えられる．

表1 社交不安症の診断基準

診断基準	300.23（F40.10）

A．他者の注視を浴びる可能性のある1つ以上の社交場面に対する，著しい恐怖または不安例として，社交的なやりとり（例：雑談すること，よく知らない人に会うこと），見られること（例：食べたり飲んだりすること），他者の前でなんらかの動作をすること（例：談話をすること）が含まれる．
注：子どもの場合，その不安は成人との交流だけでなく，仲間達との状況でも起きるものでなければならない．
B．その人は，ある振る舞いをするか，または不安症状を見せることが，否定的な評価を受けることになると恐れている（すなわち，恥をかいたり恥ずかしい思いをするだろう，拒絶されたり，他者の迷惑になるだろう）．
C．その社交的状況はほとんど常に恐怖または不安を誘発する．
注：子どもの場合，泣く，かんしゃく，凍りつく，まといつく，縮みあがる．または，社交的状況で話せないという形で，その恐怖または不安が表現されることがある．
D．その社交的状況は回避され，または，強い恐怖または不安を感じながら耐え忍ばれる．
E．その恐怖または不安は，その社交的状況がもたらす現実の危険や，その社会的文化的背景に釣り合わない．
F．その恐怖，不安，または回避は持続的であり，典型的には6カ月以上続く．
G．その恐怖，不安，または回避は，臨床的に意味のある苦痛，または社会的，職業的，または他の重要な領域における機能の障害を引き起こしている．
H．その恐怖，不安，または回避は，物質（例：乱用薬物，医薬品）または他の医学的疾患の生理学的作用によるものではない．
I．その恐怖，不安，または回避は，パニック症，醜形恐怖症，自閉スペクトラム症といった他の精神疾患の症状では，うまく説明されない．
J．他の医学的疾患（例：パーキンソン病，肥満，熱傷や負傷による醜形）が存在している場合．その恐怖，不安，または回避は，明らかに医学的疾患とは無関係または過剰である．
▶該当すれば特定せよ
パフォーマンス限局型：その恐怖が公衆の面前で話したり動作をしたりすることに限定されている場合

（髙橋三郎ほか，2014[4]）より引用）

2 わが国における対人恐怖

対人恐怖は「他人と同席する場面で，不当に強い不安と精神的緊張が生じ，そのため他人に不快な感じを与えるのではないか，いやがられるのではないか

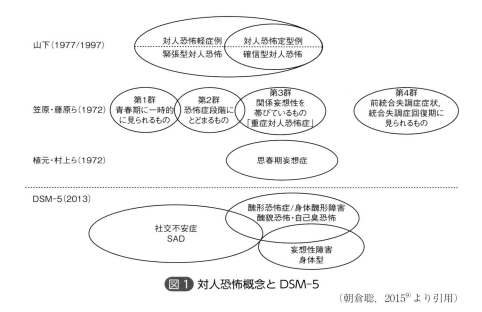

図1 対人恐怖概念とDSM-5

(朝倉聡，2015[9])より引用)

と案じ，対人関係からできるだけ身を退こうとする神経症の一型」と定義されてきた[7]．このような病態については，わが国では多くの報告がみられたが，DSM-IIIによるSADの診断基準が提出される以前は，類似の病態に関するわが国以外の国からの報告が少なかったことから，とくにわが国の社会文化的背景が注目され，文化結合症候群とも考えられていた．

1960年代ごろからわが国では，自分の体から不快な臭いが出て周囲の人に迷惑をかけているのではないか，自分の外見が周囲の人に嫌な印象を与えているのではないかなどのように，自己の身体的欠点が他人に不快感を与えていることに悩む患者が注目されるようになった．これらは自己臭恐怖や自己視線恐怖，醜形恐怖などと身体的欠点の核心部位にもとづいて分類され，それぞれ呼称を与えられていたが，山下[8]はこれらを対人恐怖としてまとめた．

さらに対人恐怖という疾患名は，わが国においても研究者によってその概念，用語は異なっていた（図1)[9]．山下は対人恐怖を対人恐怖軽症例と対人恐怖定型例に2分したが[8]，1997年には操作的な国際分類も考慮して，ほぼ同じ

概念を緊張型対人恐怖と確信型対人恐怖と呼び変えている[10]．笠原ら[11]は対人恐怖を4群に分け，第1群：青春期という発達段階に一時的にみられるもの，第2群：恐怖症段階にとどまるもの，第3群：関係妄想性を帯びているもの（重症対人恐怖症），第4群：前統合失調症症状，統合失調症回復期にみられるもの，としている[11]．植元ら[12]はとくに妄想的確信をもっている患者に着目し，思春期妄想症という名称を与えた．

これらの疾患概念とDSM-5との対応をみると，SADは山下の緊張型対人恐怖，笠原らの第1群および第2群にほぼ対応すると考えられる．また，自己臭恐怖，自己視線恐怖，醜形恐怖などの身体的欠点を妄想的に確信しているという山下の確信型対人恐怖，笠原らの第3群の重症対人恐怖症，植元らの思春期妄想症は，妄想性障害の身体型，醜形恐怖症/身体醜形障害（body dysmorphic disorder：BDD）に分類されることになると考えられる（）．

DSM-5でやや混乱をきたしやすい点は，BDDが「身体表現性障害」から「強迫症および関連症群/強迫性障害および関連障害群」カテゴリーに移され，醜貌恐怖（*shubo-kyofu*），自己臭恐怖（*jikoshu-kyofu*）が日本語のまま「他の特定される強迫症および関連症/他の特定される強迫性障害および関連障害」カテゴリーに記載されたことである．BDDを強迫関連症として検討してゆくのがよいか，SADに関連したものとして検討してゆくのがよいかは診断学的にも議論がなされているが[13]，わが国では対人恐怖全体を一臨床疾患ととらえたうえで，亜型に分類するのが合理的であると提案されている[10)14]．

3 SADと対人恐怖

SADと対人恐怖の関係を考えるうえで，自己臭恐怖，自己視線恐怖，醜形恐怖などの確信型対人恐怖が，SADの精神病理と類似しているものととらえられるかが問題となると考えられる．わが国以外からの報告としては，米国からは少数例ながらoffensive subtype of *taijin-kyofu-sho*として報告があり[15]，韓国からは自己視線恐怖を含め，わが国と同様の症例が存在していることが報告されている[16]．英国からはdysmorphobia fear of body odorとして自己臭恐怖と類似の患者について報告されている[17]．この報告では，患者は自宅近くの教会

にはゆけず，わざわざ遠くの教会に出かけているとの記述があるが，わが国の対人恐怖において指摘されている中間的な人間関係において恐怖症状が出現しやすいことが英国でも認められるのかも知れない．米国の181人とわが国の161人の一般の大学生を対象に，社交不安のスケール（Social Phobia Scale：SPS, Social Interaction Anxiety Scale：SIAS）と確信型の症状を含む対人恐怖のスケール（*Taijin Kyofusho* Scale：TKS）を施行し，両国間の社交不安の文化差を検討した報告では，米国ではSPSとTKSともに高得点者は53％で，SIASとTKSともに高得点者は53％であった．一方わが国では，SIASとTKSともに高得点者は50％であった．米国ではSADタイプの社交不安と確信型を含む対人恐怖タイプの社交不安をもつ者は8.8％で，わが国では8.1％であった[18]．これらのことは，米国とわが国のいずれの文化圏でも確信型を含む対人恐怖タイプの社交不安を呈する者が存在することを示唆している．

以上のようにわが国以外の文化圏においても，わが国で確信型対人恐怖とされてきた症例が存在する可能性が示されてきており，DSM-5においても「他者の迷惑になるだろう」と恐れることがSADの診断基準に加えられた（表1：診断基準B）．さらに文化に関連する診断的事項において，「対人恐怖という症候群は，しばしば，社会的評価への懸念によって特徴づけられ，SADの基準を満たしており，その人が他の人たちを不快にさせているという恐怖と関連しており，この恐れは時に妄想的な強さで経験される」と記載され，対人恐怖をSADとして考える方向となっている[4]．また「この症状はアジア以外の状況でもみられるかも知れない」と指摘し，確信型対人恐怖も他の文化圏でみられることが認められてきているが，更なる比較文化的検討が必要と考えられる．

DSMでは確信型対人恐怖の一部は，BDDあるいは妄想型障害の身体型と診断されてきた可能性がある．欧米における近年のBDD研究では，身体的欠陥へのとらわれの強固さから妄想的ととらえられ，妄想型BDDといわれる患者が48.7％に及ぶことが指摘されており，これらは非妄想型BDDと比較して有病率，経過，合併精神科家族歴，治療反応性において大きな差異は認められず，亜型に分類されるようになっている[19]．

確信型対人恐怖の生物学的基盤を考えるうえで，薬物療法に対する治療反応性を検討することも重要であると考えられる．本病態に対しては，わが国では

セロトニン再取り込み阻害薬（serotonin reuptake inhibitor：SRI）が有効であったとの報告がみられる[20]〜[22]．確信型対人恐怖の一部が分類されると考えられるBDD症例に対する欧米の研究では，妄想型を含む29例のBDD症例に対し，SRIであるクロミプラミンとノルアドレナリン再取り込み阻害薬であるdesipramineとを比較したところ，妄想型を含めクロミプラミンはBDDに対し有効であったと報告されている[23]．またわが国では，確信型対人恐怖に対する選択的セロトニン再取り込み阻害薬（selective serotonin reuptake inhibitor：SSRI）の有効性も報告されている[24][25]．

SADに対するSSRIの有効性が欧米およびわが国において確立してきていることを考慮すると，確信型対人恐怖についてもSADと類似のセロトニン系に関する生物学的基盤が想定される可能性がある．

4　SADの鑑別診断

SADでは対人交流時に強い恐怖感，不安感が惹起されることが特徴である．また，不安に伴う生理的反応（自律神経症状）である紅潮，動悸，振戦，声の震え，発汗，胃腸の不快感，下痢などが強くみられることも特徴である．SADで恐怖感，不安感が出現しやすい状況には，人前での会話や書字，公共の場での飲食，面識の薄い相手との面談，試験などで他者から評価される場面などがある．

DSM-5ではSADとの鑑別が必要な病態をあげている（表2）[4]．SADと正常な内気との鑑別は，社会的状況における不安，回避行動が日常生活にどの程度支障をきたしているかを評価する．SADとうつ病の鑑別については，うつ病の場合は引きこもりや対人関係の回避がみられるが，うつ病相の時のみに症状がみられるようであればうつ病を疑う．SADは好発年齢が8〜15歳と若年であるため，SADが一定期間継続して後にうつ病が併存してくることが一般的である．したがって，うつ病患者にSADの併存を確認することも重要である．SADと同様に統合失調症も社会的孤立を特徴とするが，SADでは他者との関係を持ちたいと感じているのに対し，統合失調症では，他者との人間関係をもつことに対しての興味が欠如し，社会的孤立に対して不満を感じていないことが多

表2 SADとの鑑別が必要な疾患，病態

鑑別が必要な疾患，病態	
正常な内気	醜形恐怖症
広場恐怖症	妄想性障害
パニック症	自閉スペクトラム症
全般不安症	パーソナリティ障害群
分離不安症	他の精神疾患*
限局性恐怖症	他の医学的疾患**
選択性緘黙	反抗挑発症
うつ病	

*統合失調症，摂食障害，強迫症
**医学的疾患は，困惑するかもしれない症状を産出することもある（例：パーキンソン病における振戦）．他の医学的疾患に起因する否定的評価への恐怖が過剰な場合には，SADの診断が考慮されるべきである．

(髙橋三郎ほか，2014[4])より引用)

い[26]．また，若年発症が多い統合失調症の併存についても考慮する必要があり，統合失調症特有の不安緊迫感や幻覚・妄想などの精神病症状出現の有無について確認することが勧められる．発達障害はSADとの併存が少なくない病態でもあるが，他者との人間関係をもつことに対する興味が欠如していることを特徴とする．診断にあたっては，発達に偏りがなかったかについて幼少期からの発達歴を確認しておくべきである．また発達障害の併存が明らかな場合には，SADへの対応に加え環境調整などの必要も生じる．

　SADとの同異が議論される精神疾患として回避性パーソナリティ障害（avoidant personality disorder：AVPD）があり，全般性のSADと類似している．AVPDでは他人からの否定的評価に対して過敏で，失望や批判を恐れ，親密な人間関係や社会的状況を避ける傾向がある．AVPDは成人期早期までにはじまることから，診断は成人期以降におこなうことが望ましい[4]．またSADはAVPDと併存しやすく，連続体として捉えられる．

おわりに

　不安症群全般を考えると，好発年齢の低い順に分離不安症，選択性緘黙，SADとなるため，発達歴のなかでどのような不安があったかを確認することも鑑別では重要である．その後の不安症としては，パニック症，広場恐怖症の順に惹起されることが多い．

　SADにおいてはわが国の対人恐怖との関係が検討されるなか，確信型対人恐怖が今後どのような診断的位置づけになるか興味深い．

（小山　司）

文献

1) American Psychiatric Association：*Diagnostic and Statistical Manual of Mental Disorders, Third Edition.* American Psychiatric Association, Washington DC, 1980
2) American Psychiatric Association：*Diagnostic and Statistical Manual of Mental Disorders, Fourth Edition.* American Psychiatric Association, Washington DC, 1994
3) American Psychiatric Association：*Diagnostic and Statistical Manual of Mental Disorders, Fifth Edition.* American Psychiatric Association, Arlington, VA, 2013
4) 髙橋三郎，大野裕監訳：DSM-5 精神疾患の診断・統計マニュアル．医学書院，東京，2014
5) 朝倉聡，井上誠士郎，佐々木史ほか：Liebowitz Social Anxiety Scale（LSAS）日本語版の信頼性および妥当性の検討．精神医学 **44**：1077-1084, 2002
6) American Psychiatric Association：*Diangnostic and Statistical Manual of Mental Disorders, Third Edition revised.* American Psychiatric Association, Washington DC, 1987
7) 笠原嘉：対人恐怖．新版精神医学事典．加藤正明，保崎秀夫，笠原嘉ほか編．弘文堂，東京，1993
8) 山下格：対人恐怖．金原出版，東京，1977
9) 朝倉聡：社交不安障害の診断と治療．精神神経学雑誌 **117**：413-430, 2015
10) 山下格：対人恐怖の病理と治療．精神科治療学 **12**：9-13, 1997
11) 笠原嘉編：正視恐怖・体臭恐怖―主として精神分裂病との境界例について―．医学書院，東京，1972
12) 植元行男，村上靖彦，藤田早苗ほか：思春期における異常な確信体験について（その1）―いわゆる思春期妄想症について―．児精誌 **8**：155-167, 1967

13) Kelly MM, Dalrymple K, Zimmerman M et al：A comparison study of body dysmorphic disorder versus social phobia. *Psychiatry Res* **205**：109-116, 2013
14) 笠原敏彦：対人恐怖と社会恐怖（ICD-10）の診断について．精神経誌 **97**：357-366, 1995
15) Clarvit SR, Schneier FR, Liebowitz MR：The offensive subtype of Taijin-kyofu-sho in New York City：the phenomenology and treatment of a social anxiety disorder. *J Clin Psychiatry* **57**：523-527, 1996
16) Lee SH：Social Phobia in Korea. Proceeding of First Cultural Psychiatry Symposium between Japan and Korea. East Asian Academy of Cultural Psychiatry, Seoul, 1987, pp.24-52
17) Marks IM：Fears, Phobias, and Rituals- Panic, Anxiety, and Their Disorders. Oxford University Press, New York, 1987
18) Kleinknecht RA, Dinnel DL, Kleinknecht EE et al：Cultural factors in social anxiety：a comparison of social phobia symptoms and Taijin kyofusho. *J Anxiety Disord* **11**：157-177, 1997
19) Simeon D, Hollander E, Stein DJ et al：Body dysmorphic disorder in the DSM-Ⅳ field trial for obsessive-compulsive disorder. *Am J Psychiatry* **152**：1207-1209, 1995
20) 朝倉聡，築島健，北川信樹ほか：薬物療法が有効であった中年期の自己臭恐怖の２例．精神医学 **40**：1111-1113, 1998
21) 朝倉聡，築島健，北川信樹ほか：自己臭恐怖の臨床的研究─25年前の症例との比較から─．臨床精神医学 **29**：313-320, 1999
22) Matsunaga H, Kiriike N, Matsui T et al：Taijin kyofusho：a form of social anxiety disorder that responds to serotonin reuptake inhibitors? *Int J Neuropsychopharmacol* **4**：231-237, 2001
23) Hollander E, Allen A, Kwon J et al：Clomipramine vs desipramine crossover trial in body dysmorphic disorder：selective efficacy of a serotonin reuptake inhibitor in imagined ugliness. *Arch Gen Psychiatry* **56**：1033-1039, 1999
24) Nagata T, van Vliet I, Yamada H et al：An open trial of paroxetine for the "offensive subtype" of taijin kyofusho and social anxiety disorder. *Depress Anxiety* **23**：168-174, 2006
25) Asakura S, Hayano T, Hagino A et al：Long-term administration of escitalopram in patients with social anxiety disorder in Japan. *Neuropsychiatr Dis Treat* **12**：1817-1825, 2016
26) 尾鷲登志美，上島国利：社会不安障害の分類と鑑別診断．社会不安障害治療のストラテジー，小山司編著．先端医学社，東京，2005, pp.54-61

Part 2 社交不安症の診断と評価尺度

2. DSM-5 および ICD-11 における社交不安症の診断基準

 はじめに

　精神疾患の診断や治療が個々の臨床家の研修歴や拠り所としている理論，臨床現場によって異なることはよく知られている．しかし，その診断や治療について関係した臨床家が意見を交換し，それぞれの臨床経験を理解しあって治療法の向上をはかっていくためには，お互いに共有できる診断分類が必要である．このような背景から，疫学調査などの統計や治療法の開発のための臨床研究，そして臨床場面の場でも広く使用されることを目的に，米国精神医学会（American Psychiatric Association：APA）は『精神障害の診断・統計マニュアル（Diagnostic and Statistical Manual of Mental Disorders：DSM）』を作成し，1952 年の第 1 版刊行以降，何度か改訂をおこない，2013 年に第 5 版[1]が刊行された．一方で，世界保健機関（World Health Organization：WHO）は『疾病及び関連保健問題の国際統計分類（International Statistical Classification of Diseases and Related Health Problems：ICD）』を作成し，1900 年に第 1 版が刊行され，2018 年には第 11 版が発行される予定となっている．

　社交不安症（social anxiety disorder：SAD）は，社会的状況のなかで，みっともなく思われるのではないかとか，収拾のつかない恥ずかしい失敗をしてしまうのではないか，と社交場面において過剰で不合理な恐怖や不安が生じ，そのために社交場面を回避するようになることで日常生活への支障が生じてしまっている疾患である．わが国では，1930 年代より SAD 類似の病態として森田学派が森田神経質を提唱し，その中心的病態として対人恐怖をあげ，研究が

52

進められてきたこともあり，わが国では，比較的古くから知られた疾患概念であるが，欧米ではこのような病態の報告は少なく，長く独立した診断カテゴリーとして認識されることはなかった．SADは1968年発行のDSM-Ⅱでは恐怖神経症 phobic neurosis，1975年発行のICD-9では不安状態（不安神経症）anxiety state-unspecified，恐怖状態（恐怖症）generalized anxiety disorderに含まれる疾患として扱われていた．欧米で認知されるようになったのは，1966年，Marks & Gelderによって発症年齢の違いと恐怖症の分類した報告のなかでSADの前身である社会恐怖 social phobiaが取り上げられたところが大きい[2]．これを受け，その後発行されたDSM-ⅢおよびICD-9では社会恐怖 social phobiaが診断名としてはじめて採用され，その診断基準が示された．なお，DSM-Ⅲで神経症概念が解体され，不安障害として再構築されるときに1つの下位診断カテゴリーとしてパニック障害，広場恐怖，外傷後ストレス障害，強迫性障害などと並んでⅠ軸診断として取り入れられた．SADは有病率が高いものの[3]，Liebowitzら[4]は「無視されてきた障害」として注意喚起し，さらにSADの重症度評価としてリーボヴィッツ社交不安尺度（Liebowitz social anxiety scale：LSAS）が開発されることで評価の基準が定まり[5]，SADの臨床研究が促進されることで，病態も少しずつ解明されていった．さらに，わが国の社会文化的背景にもとづく疾患と考えられてきた対人恐怖とSADとの関係についても認識が深まり，その旨DSMおよびICDに反映されている．

執筆時点ではICD-11は改訂作業中であるため，ここでは，DSM-5における診断基準について改訂された点を中心に概説し，引きつづいてDSM-5との比較からICD-11で見込まれる診断基準について概観する．

1 DSM-5における社交不安症

SADが世界的に認知され理解が進んできた1980年以降，DSMにおける名称や診断基準の変遷にも表れている．1980年に発行されたDSM-Ⅲでは社会恐怖が独立した診断名として採用されたが，名称の通り恐怖症の一種として扱われ，人前で話したり，人前で字を書いたり，会食をしたり，公衆トイレを使用したりというような特定の社会状況に対する恐怖が強調されていた．1994年発

行のDSM-IVでは，DSM-III-Rまでの社会恐怖に加え，SAD（日本語表記：社会不安障害）の名称（「social phobia/SAD」）が併記されるようになった．恐怖症には特定の対象や活動，状況などを回避することが含まれるが，DSMのSocial phobia/SADの診断基準に合致する患者のなかに，苦痛を抱えながらも社交場面を回避せずに社会的役割をこなす例も少なく，その点で社会恐怖のみの表記は誤解が生じやすいことを考慮した結果の変更であった．また，この変更は，特定の対象に対する恐怖よりも社会的な活動に対する不安とそれに伴う生活への支障を重視したことの現れでもある．さらに日本語表記は，2008年に発行された「精神神経学用語集改訂6版」[6]に準拠し，より病態に即した社交不安障害へ名称が改められた．2013年に発行されたDSM-5の原文では，SADがsocial phobiaに先行して「SAD（social phobia）」と記載されるようになった．日本語表記もわかりやすくかつ誤解や不快感を減らす病名として，また，より一般に馴染みやすいとされる呼称として，日本不安症学会により，社交不安症が採用され，DSM-5では社交不安症/社交不安障害（社会恐怖）と記載されている．

　DSM-5におけるSADの診断基準を表1に示す．SADと診断するにはこれらの基準をすべて満たす必要がある．この基準にはこれまでのDSMからはいくつかの診断概念に関する変更がおこなわれ，より実態に即したものとなった．

　基準Aでは「他者の注視を浴びる可能性のある1つ以上の社交場面に対する，著しい恐怖または不安」とあり，さらに不安または恐怖を抱く社交的状況として，雑談やよく知らない人と会うなどの「社交場面」，人前で食べたり飲んだりするのを見られるなどの「被注視場面」，さらに人前でのスピーチや動作などの「行為場面」の3つが記載されている．これらの3つの場面は，DSM-IV-TR作成以降におこなわれた研究から，不安症状を起こしうる状況として示されたものである．DSM-III-Rではサブタイプ（特定用語）として全般性SAD（1つあるいは2つ程度の社会的状況のみならず，多くの社会的状況で恐怖，不安状況や回避行動を示すもの）と非全般性SADとを区別していたが，DSM-5では恐怖または不安の対象となる社交的状況の数はSADの重症度と相関することが示されたことから，全般性の特定用語は採用されていない．かわりに，上記3つの場面の中でもとくにエビデンスの蓄積がある，人前でのスピーチや動作などの行為場面に限定して症状が出現する場合，「パフォーマンス限局型」

表1 DSM-5における社交不安症/社交不安障害（社交恐怖）social anxiety disorder（social phobia）の診断基準

A．他者の注視を浴びる可能性のある1つ以上の社交場面に対する，著しい恐怖または不安．例として，社交的なやりとり（例：雑談すること，よく知らない人に会うこと），見られること（例：食べたり飲んだりすること），他者の前でなんらかの動作をすること（例：談話をすること）が含まれる．
注：子どもの場合，その不安は成人との交流だけでなく，仲間達との状況でも起きるものでなければならない．

B．その人は，ある振る舞いをするか，または不安症状を見せることが，否定的な評価を受けることになると恐れている（すなわち，恥をかいたり恥ずかしい思いをするだろう，拒絶されたり，他者の迷惑になるだろう）．

C．その社交的状況はほとんど常に恐怖または不安を誘発する．
注：子どもの場合，泣く，かんしゃく，凍りつく，まといつく，縮みあがる，または，社交的状況で話せないという形で，その恐怖または不安が表現されることがある．

D．その社交的状況は回避され，または，強い恐怖または不安を感じながら耐え忍ばれる．

E．その恐怖または不安は，その社交的状況がもたらす現実の危険や，その文化社会的背景に釣り合わない．

F．その恐怖，不安，または回避は持続的であり，典型的には6ヵ月以上続く．

G．その恐怖，不安，または回避は，臨床的に意味のある苦痛，または社会的，職業的，または他の重要な領域における機能の障害を引き起こしている．

H．その恐怖，不安，または回避は，物質（例：乱用薬物，医薬品）または他の医学的疾患の生理学的作用によるものではない．

I．その恐怖，不安，または回避は，パニック症，醜形恐怖症，自閉スペクトラム症といった他の精神疾患の症状では，うまく説明されない．

J．他の医学的疾患（例：パーキンソン病，肥満，熱傷や負傷による醜形）が存在している場合，その恐怖，不安，または回避は，明らかに医学的疾患とは無関係または過剰である．

▶該当すれば特定せよ
パフォーマンス限局型：その恐怖が公衆の面前で話したり動作をしたりすることに限定されている場合

（American Psychiatric Association, 2013[1]）より引用）

として特定することとなった．またSADは発症年齢が若年であることから，子どもに関する注釈が加えられ，その不安は成人との交流だけでなく，同年代の子どもとの間でも起きるものでなければならないと記載された．

DSM-Ⅳまでは，自分が恥をかかされたり，自分が恥ずかしい思いをしたりするのを恐れることがSADの疾患概念の主体であったが[7]，DSM-5ではこれに加え，他者に拒絶されたり，他者の迷惑になるのを恐れたりすることが追加された（基準B）．この他者を主体とした恐怖または不安は，わが国では長らく対人恐怖の概念として広く受け入れられてきたが，国際的にはDSM-5にてはじめて追加された概念であり，これは対人恐怖との差異を埋めるものであるといえる．さらに，対人恐怖はわが国の文化的背景を反映したものともされていたが[7]，DSM-5基準Eでは文化社会的背景も考慮に入れることがあげられた．たとえば，わが国では適切な慎み深さと考えられる行動であっても米国では社会的な回避と捉えられる場合も，またはその逆もありうる．診断にあたっては，診断対象となる人の文化の中で比較することが重要である．DSM-Ⅳでは，患者がその恐怖が過剰または不合理であるという認識をもつとされていたが，そもそも患者自身はそのことに気づいていないことも多く，DSM-5では診断をおこなう者の視点から社交的状況に釣り合わない恐怖へと変更となっている（基準E）．これにより不釣り合いな恐怖または不安により症状が出現しているという判断は，診断をおこなう者に委ねられることになった．さらに，年齢制限についても改訂がおこなわれた．DSM-Ⅳ以前は症状の持続期間（少なくとも6ヵ月）に条件が設けられているのは18歳未満と限定されていたが，DSM-5では全年齢にわたって6ヵ月以上の持続期間が診断基準にあげられることとなった（基準F）．これにより，6ヵ月はない一過性の短期の不安・恐怖は除外されるようになった．

2　ICD-11における社交不安症

ICD-11は，現行のICD-10が1992年に発行されて以来，25年以上ぶりの改訂作業が2017年現在取り組まれている．WHOは，今回の改訂が診断の多様性や臨床的有用性，世界基準での受容性を改善する絶好の機会と捉えており，

chapter 2　DSM-5 および ICD-11 における社交不安症の診断基準

2018年の導入を目指し，各項のワーキンググループが中心となり，ICD-11 ガイドライン草案の β 版をもとにオンラインを利用したフィールド・トライアルがおこなわれている．

ICD-10 は DSM-Ⅲおよび DSM-Ⅲ-R の影響を強く受けており，SAD の診断名も同様に F40.1 社会恐怖［症］social phobia が採用され，SAD は小児期に特異的に発症する情緒障害の診断カテゴリーに小児期の社会性［社交］不安障害（F93.2）として用いられていたのみであった．WHO は，ICD-11 の作成に関して DSM との互換性が重要であること，DSM-5 の用語体系や研究などと差異が生じないように調和をとるとされている[8]．SAD に関しては，概念的には ICD-10 に類似したものとなるとされているが，診断名は DSM-5 を踏襲する形で，2016年12月現在公開されている ICD-11β 版では社交不安症 social anxiety disorder が採用されている[9]．ワーキンググループが提示する SAD の診断に必須の特徴を 表2 に示す．この診断に必須の特徴と DSM-5 の診断基準を比較す

表2 ICD-11β 版における社交不安症（7B04）の診断に必須の特徴

- 顕著かつ過剰な恐怖や不安が，一つ以上の社交場面において，一貫して起こる．この社交場面の例には，対人交流（たとえば，会話をする），視線を感じつつ何かをする（たとえば，人がいるところで飲食する），人前でパフォーマンスをおこなう（たとえば，スピーチをする）ことなどが挙げられる．
- 他人に否定的な評価をされてしまうような振る舞いをしたり，不安症状を表に出したりしてしまうのではないかと心配する（すなわち，振る舞いや不安症状のせいで，自身が屈辱的な思いをする，恥ずかしい思いをする，人に拒絶されてしまう，人に嫌な思いをさせてしまう）．
- 患者は，不安と関連する社交場面を一貫して回避するか，強い恐怖ないし不安を感じながらも我慢して耐える．
- 症状は一過性ではない．すなわち，症状は長期間にわたって持続する（たとえば，少なくとも数ヵ月）．
- 症状は，他の精神および行動の障害（たとえば，広場恐怖症）によってより良く説明されない．
- 症状は，持続性の不安症状の体験に関する有意な苦痛や，個人生活，家族生活，社会生活，学業，職業あるいは他の重要な機能領域において有意な機能障害をもたらすほどに重度である．

（音羽健司ほか，2015[7]より引用）

ると，その内容はほぼ一致していることがみてとれる．β版は最終バージョンでなくアップデートされる可能性があるとされているものの，ICD-11での診断基準もDSM-5とほぼ同様のものになると考えられる．

おわりに

　ここでは，DSM-5におけるSADの診断基準を変更点に注目しつつ概説し，ICD-11で見込まれる診断に必須の特徴について紹介した．SADは，世界で認識されてからの歴史は比較的浅く，その疾患概念もはっきりしていない部分もあったが，フィールド・トライアルや世界各国の臨床場面からの蓄積されたエビデンスを反映させるかたちでDSM-5の診断基準の改訂が進められた．DSM-5の改訂にて，SADはわが国の対人恐怖を包含し，これまでは対人恐怖と診断されてもSADとは診断されなかった者がSADの診断がされやすくなるなど，疾患概念は少し広がったといえよう．こうした診断基準の改訂を臨床場面に還元するには，適切なDSM-5やICD-11診断ができるよう，日々の臨床場面での研鑽に加えて十分なトレーニングをおこなう必要がある．とくに，過剰診断をおこなわないためにも正常な心理反応〔人前で話す際に不安を体験する社交場面の正常な恐怖，正常なパーソナリティー特性としてのshyness（内気・恥ずかしがり屋・引っ込み思案）や，子どもが慣れていない環境でなじみのない人たちとかかわるのを嫌がるといった正常な発達における恐怖〕との鑑別のトレーニングはきわめて重要である．今後，DSM-5やICD-11の診断法訓練（研修）プログラムや構造化面接法の開発が待たれる．

（野上和香／中川敦夫／大野　裕）

文献

1) American Psychiatric Association : *Diagnostic and statistical manual of mental disorders 5th edition*, American Psychiatric Publishing, Arlington, VA 2013（髙橋三郎，大野裕監訳：DSM-5 精神疾患の診断・統計マニュアル，医学書院，2014）

2) Marks I, Gelder M：Different Ages of onset in varieties of phobia. *Am J Psychiatry* **123**：218-221, 1966
3) Schneier FR, Johnson J, Hornig CD *et al*：Social phobia. Comorbidity and morbidity in an epidemiologic sample. *Arch Gen Psychiatry* **49**：282-288, 1992
4) Liebowitz MR, Gorman JM, Fyer AJ *et al*：Social phobia；A review of a neglected anxiety disorder. *Arch Gen Psychiatry* **42**：729-736, 1985
5) Liebowitz MR：Social phobia. *Mod Probl Pharmacopsychiatry* **22**：141-173, 1987
6) 日本精神神経学会・精神科用語検討委員会：精神神経学用語集改訂6版．新興医学出版社，東京，2008
7) 音羽健司，森田正哉：社交不安症の疫学―その概念の変遷と歴史―．不安症研究 **7**：18-28，2015
8) Regier DA, Kuhl EA, Kupfer DJ：The DSM-5：Classification and criteria changes. *World Psychiatry* **12**：92-98, 2013
9) ICD-11 Beta Draft（Mortality and Morbidity Statistics）（http://apps.who.int/classifications/icd11/browse/l-m/en）

Part 2 社交不安症の診断と評価尺度

3. 社交不安症の診断とLSAS・SATSによる臨床評価

 はじめに

　社交不安症（social anxiety disorder：SAD）は，2013年に改訂された米国精神医学会による『精神疾患の診断・統計マニュアル第5版』Diagnostic and Statistical Manual of Mental Disorders, Fifth Edition（DSM-5)[1]』によると，他者の注視を浴びる可能性のある社交場面に対する著しい恐怖または不安を特徴とし，自身の振る舞いや不安症状をみせることで，恥をかいたり恥ずかしい思いをしたり，拒絶されたり，他者の迷惑になったりして否定的な評価を受けることを恐れる病態とされる．このため社会的状況を回避することが多くなり日常生活に大きな支障をきたすことになる．

　わが国においては，社交場面や対人交流場面で強い不安感や緊張感が生じて日常生活に困難をきたすSADと類似の病態について「対人恐怖」として1930年代より研究がなされてきた．わが国での対人恐怖についての研究は，神経症と精神病の境界領域にかかわる精神病理学的検討や森田療法をはじめとする精神療法的介入など多岐にわたっているが，このような病態については他の国からの報告は少なかった．このため，対人恐怖については，わが国の社会文化的背景に密接に関連して発症する文化結合症候群と考えられることが多かった．しかし，DSM-Ⅲ[2]以降，世界各国でわが国の対人恐怖と類似の病態であると考えられるSADが高頻度に発症していることが明らかとなり，SADと対人恐怖の関係についても議論がなされるようになってきている．

　ここでは，SADの診断と臨床症状評価について，わが国の対人恐怖との関係

も含めて概説してみたい．

SAD の診断と対人恐怖

　DSM-Ⅲ，DSM-Ⅲ-R[3]では SAD は social phobia という診断名であった．DSM-Ⅲで，臨床症候群を表すⅠ軸診断として診断基準が示されたが，ここでは，人前で話をしたり，人前で字を書いたり，会食をしたり，公衆トイレを使用したりするような特定の社会的状況に対する恐怖が強調されていた．おもにある行為状況に対する恐怖，不安症状が示されおり，単一恐怖の一種という程度の認識であった．また，全般的な社交的状況に対する恐怖症状あるいは回避行動をとる症例はパーソナリティ障害を表すⅡ軸診断の回避性パーソナリティ障害に分類されることになっていた．その後，診断基準が示されたことにより大規模な疫学調査（epidemiologic catchment area：ECA）[4]などがおこなわれ，SAD は，典型的な発症年齢が10歳代半ばと早く，有病率が高く，うつ病性障害やアルコール依存の併存が多いことなどが示された．さらにSAD 患者は，特定の社会的な行為状況のみならず多くの社交的状況で困難をきたしており，学業や職業上また婚姻や日常の社会生活全般に大きな障害をきたしていることが明らかとなってきた．

　これらをふまえ，DSM-Ⅲ-R での大きな変更点は，1つあるいは2つ程度の状況のみならず多くの社交的状況で恐怖，不安症状や回避行動を示す全般性の特定をすることになった点である．ここで，SAD は非全般性と全般性の2つの亜型に分類されることになった．

　さらに，DSM-Ⅳ[5]では，人目に付く赤面，震え，発汗などの不安症状を恐れることが診断基準に明記されるようになった．社会的状況で出現するこれらの不安症状をコントロールできなくなる経験にとらわれ，予期不安の悪循環に陥り，このため他者からの注目や恥ずかしいふるまいをしてしまうのではないかということを恐れることが示された．診断名も，social phobia から social phobia（social anxiety disorder）と変更された．

　DSM-5 においては，診断名は social anxiety disorder（social phobia）となり，SAD がおもな診断名になった．また，恐怖する状況の多さは SAD の重症

度に関連する要因と考えられるため全般性を特定するのではなく，人前で話をしたり演技をしたりする行為状況のみに状況が限定されるものをパフォーマンス限局型と特定することになった．DSM-ⅢでSADの診断基準が示されたときには，特定の行為状況における恐怖感がおもに指摘されていたため，これは，対人交流場面での恐怖，不安症状を中心に考えられていたわが国の対人恐怖とSADとの関係を考える場合に問題になっていた点の一つであった．この変更により，SADの中核群をより対人恐怖に近い病態と理解できるようになると思われる．また，自分が恥をかいたり，恥ずかしい思いをしたりすることを恐れることに加え，他者に迷惑をかけることを恐れることが記載された．他者に迷惑をかけることを恐れる加害性については，とくにわが国の対人恐怖の研究で指摘されていた症状と考えられ興味深い．自分の体から不快な臭いが出て周囲の人に迷惑をかけているのではないか，自分の視線がきつくて周囲の人に嫌な思いをさせているのではないか，あるいは自分の外見が周囲の人に嫌な印象を与えるのではないかなどのように，対人性をもつ身体的欠点の存在を確信するという自己臭恐怖，自己視線恐怖や醜形恐怖などは，わが国では確信型対人恐怖として検討されてきた．これらの確信型対人恐怖とSADとの関係を検討するうえで問題であった恐怖の不合理性の認識は，必要とされなくなっている．さらに，文化に関連する診断的事項として，「対人恐怖症（例：日本と韓国の）という症候群は，しばしば，社会的評価への懸念によって特徴づけられ，社交不安症の基準を満たしており，その人が他の人達を不快にさせているという恐怖と関連しており（例：私の視線が人々をいらだたせるので彼らは目をそらし私を避ける），この恐れは時に妄想的な強さで経験される．この症状はアジア以外の状況でもみられるかもしれない」と記載され，DSM-5はわが国の対人恐怖をSADとして診断していく方向で考えられており，対人恐怖は日本以外の文化圏にも存在しうる可能性を示唆している．

　SADの研究が進むにつれ，DSM-ⅢからⅢ-R，Ⅳ，5へと，より病態の把握が洗練されてきている．さらに，今後，DSM-5により検討されることになるとSADとわが国の対人恐怖との関係についても明らかになってくる点が多いのではないかと考えられる．

臨床症状評価

1）リーボヴィッツ社交不安尺度（LSAS）によるSADの臨床症状評価

　SADに対する評価者が臨床症状を評価する尺度としては，リーボヴィッツ社交不安尺度（Liebowitz Social Anxiety Scale：LSAS）[6]が使用されることが多い．LSASは，SAD患者が症状を呈することが多い行為状況（13項目），社交状況（11項目）の24項目からなり，それぞれの項目に対して恐怖感/不安感と回避行動の程度を0～3の4段階で評価する．DSM-ⅢにおいてSADの診断基準が示されたときに重点が置かれていた，人前で話をしたり，会食をしたり，公衆トイレを使用したりするような行為状況のみならず，注目を浴びたり，他人の意見に賛成できないことを表明したり，人と目を合わせたりするなどの社交状況についても評価するように作成されており，症状出現状況として行為状況に偏らない評価尺度となっている．LSASの評価は，過去1週間の症状を評価するものとされ，項目にあたる状況を経験していなかった場合は，そのような状況におかれた場合を想像して回答してもらい評価することになる．治療反応性の検討をおこなう場合は，項目ごとの想定されている状況を一定にすることに注意が必要である．たとえば「人に姿を見られながら仕事（勉強）する」の項目であれば，社長や友人に見られながら仕事をすることはまれであり，一般的に直属の上司の下で仕事をすることが多いと考えられる人であれば，治療経過を通して一貫して上司の見ている状況で仕事をしているときの症状を評価することにする．

　わが国のSAD患者について検討することを目的として，再翻訳の手続きを経てLSAS日本語版（LSAS-J）を作成し，症例群30例，健常対照群60例を対象として，その信頼性と妥当性を検討してみた結果をみてみたい[7]．**表1**にLSAS-Jを示す．症例群における全項目のCronbachのα係数は0.95を示し，内的整合性は保たれていると考えられた．健常対照群において2週間の間隔をおいて2回施行した場合の全項目の級内相関係数（intraclass correlation coefficient：ICC）は0.92を示し再テスト信頼性も高いと考えられた．また，LSAS-Jは社交不安の自己記入式評価尺度であるSocial Avoidance and Distress Scale（SADS）日本語版と相関を示し，診察医が軽症，中等症，重症の3段階に判定

表1 Liebowitz Social Anxiety Scale 日本語版（LSAS-J）

	恐怖感/不安感 0：全く感じない 1：少しは感じる 2：はっきりと感じる 3：非常に強く感じる	回避 0：全く回避しない（0%） 1：回避する（1/3以下） 2：回避する（1/2程度） 3：回避する（2/3以上または100%）
1. 人前で電話をかける（P）	0　1　2　3	0　1　2　3
2. 少人数のグループ活動に参加する（P）	0　1　2　3	0　1　2　3
3. 公共の場所で食事をする（P）	0　1　2　3	0　1　2　3
4. 人と一緒に公共の場所でお酒（飲み物）を飲む（P）	0　1　2　3	0　1　2　3
5. 権威ある人と話をする（S）	0　1　2　3	0　1　2　3
6. 観察の前で何か行為をしたり話をする（P）	0　1　2　3	0　1　2　3
7. パーティーに行く（S）	0　1　2　3	0　1　2　3
8. 人に姿を見られながら仕事（勉強）する（P）	0　1　2　3	0　1　2　3
9. 人に見られながら字を書く（P）	0　1　2　3	0　1　2　3
10. あまりよく知らない人に電話する（S）	0　1　2　3	0　1　2　3
11. あまりよく知らない人達と話し合う（S）	0　1　2　3	0　1　2　3
12. まったく初対面の人と会う（S）	0　1　2　3	0　1　2　3
13. 公衆トイレで用を足す（P）	0　1　2　3	0　1　2　3
14. 他の人達が着席して待っている部屋に入って行く（P）	0　1　2　3	0　1　2　3
15. 人々の注目を浴びる（S）	0　1　2　3	0　1　2　3

（次頁へつづく）

(前頁のつづき)

16. 会議で意見を言う (P)	0	1	2	3	0	1	2	3
17. 試験を受ける (P)	0	1	2	3	0	1	2	3
18. あまりよく知らない人に不賛成であると言う (S)	0	1	2	3	0	1	2	3
19. あまりよく知らない人と目を合わせる (S)	0	1	2	3	0	1	2	3
20. 仲間の前で報告をする (P)	0	1	2	3	0	1	2	3
21. 誰かを誘おうとする (P)	0	1	2	3	0	1	2	3
22. 店に品物を返品する (S)	0	1	2	3	0	1	2	3
23. パーティーを主催する (S)	0	1	2	3	0	1	2	3
24. 強引なセールスマンの誘いに抵抗する (S)	0	1	2	3	0	1	2	3

P：行為状況　S：社交状況

した臨床的重症度とも相関を示した．また，ROC曲線を作成しカットオフ値を求めたところ42であった．LSAS-Jはわが国におけるフルボキサミン[8]，パロキセチン[9]さらにエスシタロプラム[10]のSADに対する臨床試験にも使用され，治療反応性の評価にも適していることが示されている．

　LSASは，比較的多くの状況を評価するように作成されているため治療初期に症状の出現状況を確認していくときにも役立つと思われる．面接場面では語られなかった不安感が高まる状況が確認できたり，不安階層表などを作成するときにも参考になると考えられる．また，評価を得点として視覚化して確認しながら治療をすすめていくことは問題点を検討しそれを克服していく方法を治療者と一緒に考えていく一助にもなると思われる．

2) 社交不安/対人恐怖評価尺度 (SATS)

　SADの臨床症状評価尺度では，自己臭恐怖や自己視線恐怖，醜形恐怖などのわが国において確信型対人恐怖として検討されてきた症例の症状評価には不十分な点があると考えられる．このため，確信型対人恐怖を含め，その臨床症状

を評価する構造化面接による社交不安/対人恐怖評価尺度（Social/Anxiety/Taijin-Kyofu Scale：SATS)[11]を強迫症の臨床症状評価尺度であるYale-Brown Obsessive Compulsive Scale（Y-BOCS）を参考に考案した．

SATSでは，Y-BOCSと同様に最初に症状チェックリストをおこない，不安感/恐怖感あるいは回避行動の出現しやすい状況（聴衆の前で話す，会議などで意見を述べる，相手に反対の意見を言う，自分より権威のある人と話す，異性と話す，人を誘う，相手の目を見て話す，知らない人の多い集まりに参加する，少人数のグループ活動や行事に参加する，他の人が集まっている部屋に入ってゆく，人に見られながら仕事や勉強をする，人に見られながら文字を書く，公共の場所で飲食をする，あまり知らない人に電話をかける，かかってきた電話に出る，注目を浴びる，他の人が乗っている公共の交通機関を使用するなど），恐怖感/不安感に関連する身体症状（体や表情がこわばる，体や手や足が震える，赤面する，息苦しくなる，多量に汗をかく，声が出にくくなったり震えたりする，お腹が鳴ったり痛くなったりする，動悸がする，吐き気がする，すぐに排尿したくなるなど），確信型対人恐怖の認知症状（自分の体の臭い，視線，外見，表情が他の人に嫌な感じを与えており，それは他の人の様子からわかる）を確認し，それらを標的症状リストにまとめる．その後，構造化された面接により恐怖感/不安感（予期不安の程度，恐怖感/不安感に伴う苦痛，恐怖感/不安感に対する抵抗，恐怖感/不安感に関連する身体症状），回避行動（回避行動の頻度，回避行動と苦痛，回避行動に対する抵抗，回避行動による社会的障害），認知症状（確信の程度，関係念慮，加害性，認知症状に伴う苦痛）について0〜4の5段階で評価する．SATSを表2に示す．

確信型対人恐怖の患者15人を対象とし，信頼性，妥当性の検討をおこなった結果では，SATSのCronbachのα係数は0.97を示し，内的整合性は高かった．SATS合計は恐怖感/不安感，回避行動，認知症状の各項目と高い相関が示され，ICCによる10人の評価者でのSATS合計，恐怖感/不安感，回避行動，認知症状の評価者間信頼性も高く，再テスト信頼性も高く，clinical global impression（CGI）重症度評価とも相関がみられた．

SATSはエスシタロプラムのSADに対する多施設共同長期投与試験においても使用された[12]．この試験では，DSM-Ⅳ-TRの診断基準をもとに158人が

表2 社交不安/対人恐怖評価尺度（SATS）

恐怖感/不安感	なし	軽度	中等度	重度	極度
予期不安の程度	0	1	2	3	4
恐怖感/不安感に伴う苦痛	0	1	2	3	4
	いつも抵抗	大抵は抵抗	少しは抵抗	躊躇するも屈服	完全に屈服
恐怖感/不安感に対する抵抗	0	1	2	3	4
恐怖感/不安感に関連する身体症状	0	1	2	3	4
回避行動	なし	軽度	中等度	重度	極度
回避行動の程度	0	1	2	3	4
回避行動と苦痛	0	1	2	3	4
	いつも抵抗	大抵は抵抗	少しは抵抗	躊躇するも屈服	完全に屈服
回避行動に対する抵抗	0	1	2	3	4
回避行動による社会的障害	0	1	2	3	4
認知症状	なし	軽度	中等度	重度	極度
確信の程度	0	1	2	3	4
関係念慮	0	1	2	3	4
加害性	0	1	2	3	4
認知症状に伴う苦痛	0	1	2	3	4

組み入れられたが，そのなかで，自分の体の臭い，視線，外見，表情が他の人に嫌な感じを与えており，それは他の人の様子からわかるという確信型対人恐怖の認知症状を認めた例は66人であった．これらの症例に対してもSATSによる評価でエスシタロプラムの長期投与で恐怖感/不安感，回避行動の改善とともに確信型対人恐怖の認知症状の改善も認められた．

DSM-5では，SADにわが国の対人恐怖を含めて考えられるようになってきており，確信型対人恐怖の症状を含めて臨床症状を評価できるSATSは，今

後，SADと対人恐怖との関係を検討していくうえでも有用と考えられる．

おわりに

　SADについて，わが国の対人恐怖を含めて，その診断，臨床症状評価等について概説してみた．診断についてはDSM-5では，わが国の対人恐怖はSADとして組み入れる方向で考えられてきている．今後，とくに確信型対人恐怖が国際的にどのような診断的位置づけになっていくか興味がもたれる．SADの臨床症状評価としてはLSASが使用されることが多く，その日本語版であるLSAS-Jはわが国にておこなわれたフルボキサミン，パロキセチン，さらにエスシタロプラムによる薬物療法の臨床試験にも使用され，治療反応性の評価にも適していると考えられた．また，わが国にての確信型対人恐怖の症状も含めて評価できる臨床症状評価尺度としてSATSを作成し，エスシタロプラムの多施設共同長期投与試験に使用した．この試験では，SATSで評価した確信型対人恐怖の認知症状も改善することが認められた．SATSは，今後，SADと対人恐怖との関係を検討していくうえでも有用と考えられた．

〈朝倉　聡〉

文献

1) American Psychiatric Association：*Diagnostic and Statistical Manual of Mental Disorders, 5th edition*, American Psychiatric Association, Arlington VA, 2013
2) American Psychiatric Association：*Diagnostic and Statistical Manual of Mental Disorders, Third edition*, American Psychiatric Association, Wasington DC, 1980
3) American Psychiatric Association：*Diagnostic and Statistical Manual of Mental Disorders, Third edition, revised*, American Psychiatric Association, Wasington DC, 1987
4) Schneier FR, Johnson J, Hormong CD *et al*：Social Phobia：comorbidity and morbidity in an epidemiologic sample. *Arch Gen Psychiatry* **49**：282-288, 1992
5) American Psychiatric Association：*Diagnostic and Statistical Manual of Mental Disorders, Fourth Edition*. American Psychiatric Association, Wasington DC, 1994
6) Liebowitz MR：Social phobia. *Mod Probl Pharmacopsychiat* **22**：141-173, 1987

7) 朝倉聡, 井上誠士郎, 佐々木史ほか：Liebowitz Sosial Anxiety Scale（LSAS）日本語版の信頼性および妥当性の検討. 精神医学 **44**：1077-1084, 2002
8) Asakura S, Tajima O, Koyama T：Fluvoxamine treatment of generalized social anxiety disorder in Japan；a randomized double-blind, placebo-controlled study. *Int J Neuropsychopharmacol* **10**：263-274, 2007
9) 朝倉聡, 筒井末春, 小山司：Paroxetine 塩酸塩水和物の社会不安障害に対する臨床評価―プラセボを対照とした二重盲検比較試験―. 臨床精神医学 **37**：833-848, 2008
10) Asakura S, Hayano T, Hagino A *et al*：A randomized, double-blind, placebo-controlled study of escitalopram in patients with social anxiety disorder in Japan. *Curr Med Res Opin* **32**：749-757, 2016
11) Asakura S, Inoue T, Kitagawa N *et al*：The Social Anxiety/*Taijin-kyofu* Scale (SATS)：development and psychometric evaluation of a new instrument. *Psychopathology* **45**：67-72, 2012
12) Asakura S, Hayano T, Hagino A *et al*：Long-term administration of escitalopram in patients with social anxiety disorder in Japan. *Neuropsychiatr Dis Treat* **12**：1817-1825, 2016

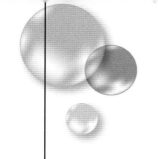

Part.1	社交不安症の概念と病態的特徴
Part.2	社交不安症の診断と評価尺度
Part.3	**社交不安症の治療ストラテジーとその評価**
Part.4	社交不安症と Comorbidity
Part.5	社交不安症とエスシタロプラム

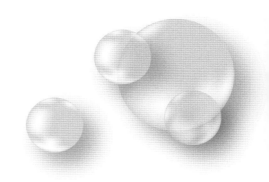

Part 3　社交不安症の治療ストラテジーとその評価

1. 社交不安症の治療アルゴリズム
―治療の選択基準と手順―

 はじめに

　ここでのテーマは「社交不安症の治療アルゴリズム」である．そこでまず，おもなガイドラインから社交不安症（social anxiety disorder：SAD）で推奨されている治療について述べた後，SADの治療アルゴリズムのおもなものを紹介し，その選択基準および手順について記述する．

 SAD で推奨されている治療：最近のガイドラインから

1) WFSBP の薬物治療ガイドライン（2008）[1]

　2002年に生物学的精神医学会世界連合（World Federation of Societies Biological Psychiatry：WFSBP）が公開した不安症，強迫症，心的外傷後ストレス障害の治療ガイドラインであり，2008年に改訂されている．

　このガイドラインでは，表1 のように各向精神薬の推奨用量を述べ，表2 のようにSADの推奨治療についてまとめている[1]．ここでは，選択的セロトニン再取り込み阻害薬（selective serotonin reuptake inhibitors：SSRI）またはセロトニン・ノルアドレナリン再取り込み阻害薬（serotonin-noradrenaline reuptake inhibitors：SNRI）を第一選択薬としている．また，わが国では使用できないモノアミン酸化酵素阻害薬（monoamine oxidase inhibitor：MAOI）のphenelzineも上記抗うつ薬とくらべ忍容性に問題があるが，エビデンスレベルは高い[1]．さらに，ベンゾジアゼピン系薬物（BZD）にも乱用・依存性の問題

chapter 1　社交不安症の治療アルゴリズム—治療の選択基準と手順—

表1 SAD の薬物療法で使用される薬物の推奨療法

種類	一般名	エビデンスレベル	推奨グレード	推奨用量
SSRI	エスシタロプラム	A	1	10〜20 mg
	パロキセチン	A	1	20〜50 mg
	セルトラリン	A	1	50〜150 mg
	フルボキサミン	A	1	100〜300 mg
SNRI	ベンラファキシン	A	1	75〜225 mg
MAOI	phenelzine	A	2	45〜90 mg
BZD	クロナゼパム	B	3	1.5〜8 mg
抗てんかん薬	ガバペンチン	B	3	600〜3,600 mg
RIMA	moclobemide	D	5	300〜600 mg

【エビデンスレベル】
A：プラセボに対する優位性を示すRCTの結果が2例，またはそれ以上ある場合．もしくは，効果が実証されている比較治療に対する，優位性，もしくは同等の効果があることを示す肯定的なRCTの結果が1例，またはそれ以上ある場合．
B：プラセボに対する優位性を示すRCTの結果が1例，またはそれ以上ある場合．あるいは，標準的治療に対する非劣性を示すRCTがあり，かつ否定的な研究がない場合．
C：非対照試験（C1）か症例報告（C2），専門家の意見（C3）．
D：結果が一貫していない．

【推奨グレード】
1：カテゴリーAのエビデンスレベルとすぐれた損益比を有する治療
2：カテゴリーAのエビデンスレベルと中等度の損益比を有する治療
3：カテゴリーBのエビデンスレベルを有する治療
4：カテゴリーCのエビデンスレベルを有する治療
5：カテゴリーDのエビデンスレベルを有する治療

(Bandelow B et al. 2008[1] より改変引用)

があり，第一選択薬としては推奨できない．しかし，治療抵抗性のケースでその患者に薬物依存の恐れがない場合に，抗うつ薬の効果発現までの2〜3週間，補助的に使用することは可能であるとされている[1]．その他，抗てんかん薬や

表2 SADの推奨治療

推奨グレード	エビデンスレベル	治療
1	A	SSRI（エスシタロプラム，フルボキサミン，パロキセチン，セルトラリン），SNRI（ベンラファキシン）
2	A	MAOI（有効であるが，他の抗うつ薬ほど忍容性はない）
3	B	―ベンゾジアゼピン系薬剤（クロナゼパム）（治療抵抗性のケースで，その患者に薬物依存の恐れがない場合，抗うつ薬を使用する際の，その効果が出てくるまでの最初の2～3週間に補助的に使用する） ―citalopramやガバペンチン
4	C1	オランザピン，tranylcypromine，tiagabine，トピラマート，レベチラセタム，buspirone＋SSRI
5	D	moclobemide
非薬物的治療		認知行動療法，曝露療法（＋D-サイクロセリン）

(Bandelow B et al, 2008[1]より改変引用)

可逆性モノアミン酸化酵素A阻害薬（reversible inhibitors of monoamine oxidase type-A：RIMA）もエビデンスは低いものの推奨されている．一方，非薬物的治療では，認知行動療法（cognitive behavioral therapy：CBT），なかでも曝露療法が有効とされ，とくに曝露療法の増強薬としてD-サイクロセリン（抗結核薬でNMDA受容体部分作動薬）の併用についても記載されている[1]．

2) S3ガイドライン（2014）[2]

表3と表4に，現時点では最新と思われるBandelowら[2]によるドイツのS3ガイドラインの一部を示した．このガイドラインは20の専門学会により出されたもので，SADを含んだ403の不安症に対するランダム化比較試験（randomized controlled trial：RCT）を詳細に評価したもので，とくに，薬物療法だけでなく，精神療法やその併用療法についても検討されている[2]．SADの治療にも共通する点が多く，とても参考になる．ただし，わが国ではそもそも使用できない薬物や適応のないもの（表3を参照，×：欧州で適応があるもの）もある．

chapter 1　社交不安症の治療アルゴリズム—治療の選択基準と手順—

表3　不安症の推奨される治療

治療	推奨	エビデンスレベル	推奨グレード
精神療法と向精神薬	PD, AG, GAD, SAD で提供されるべき治療 —精神療法 —薬物療法 治療についてのきちんとした知識をもった患者の好みを尊重すべきである．とくに患者は，治療効果の発現時期・期間，副作用，そしてどんな治療が利用可能かという知識が提供されなければならない．	Ⅰa	A
	もし，精神療法または向精神薬の効果がない場合には，もう一方の治療法か，あるいは両者の併用療法が提供されるべきである．	エキスパートコンセンサス	CCP
精神療法/他の方法			
認知行動療法（CBT）	PD, AG, GAD, SAD 患者では，CBT を提供すべき	Ⅰa	A
力動的精神療法	PD, AG, GAD, SAD 患者では，CBT が提供できないあるいは無効の場合，あるいは患者がすべての治療法についての知識が提供された後に希望した場合，力動的精神療法を提供すべきである．	Ⅱa	B
運動（持久力トレーニング：週3回，5kmのジョギング）	PD, AG 患者では，他の標準的な方法に加え，補助的治療法として運動（持久力トレーニング）が推奨することができる．	エキスパートコンセンサス	CCP
患者自助グループ/家族サポートグループ	患者と患者家族は，適切な場合には，自助グループや家族サポートグループについての情報を得て，参加を奨励されるべきである．	エキスパートコンセンサス	CCP
向精神薬			

| 種類 | 一般名 | 不安症/不安障害 ||| 常用量 | | |
		PD/AG	GAD	SAD			
SSRI	パロキセチン	×	×	×	20〜40 mg	Ⅰa	A
	セルトラリン	×		×	50〜150 mg	Ⅰa	A
	エスシタロプラム	×	×	×	10〜20 mg	Ⅰa	A
	citalopram	×			20〜40 mg	Ⅰa	A

（次頁へつづく）

（前頁のつづき）

種類	一般名	不安症/不安障害			常用量		
		PD/AG	GAD	SAD			
SNRI	デュロキセチン		×		60〜120 mg	Ⅰa	A
SNRI	ベンラファキシン	×	×	×	75〜225 mg	Ⅰa	A
TCA	クロミプラミン（グレードAの薬物が無効あるいは不耐性の場合）	×			75〜225 mg	Ⅰa	B
カルシウム調整薬	プレガバリン		×		150〜600 mg	Ⅰa	B
TCA	opipramol（グレードAの薬物が無効あるいは不耐性の場合）		×		50〜300 mg	Ⅰb	0
5-HT$_{1A}$作動薬	buspirone		×		15〜60 mg	Ⅰb	0
RIMA	moclobemide（グレードAの薬物が無効あるいは不耐性の場合）			×	300〜600 mg	エキスパートコンセンサス	CCP

PD：パニック症/パニック障害，AG：広場恐怖症，GAD：全般不安症/全般性不安障害，SAD：社交不安症/社交不安障害（社交恐怖），SSRI：選択的セロトニン再取り込み阻害薬，SNRI：セロトニン・ノルアドレナリン再取り込み阻害薬，TCA：三環系抗うつ薬，RIMA：可逆性モノアミン酸化酵素阻害薬

【エビデンスレベル】
レベルⅠa：少なくとも3つのRCTによるメタ解析からのエビデンス
レベルⅠb：少なくとも1つのRCT，または3つ未満のRCTによるメタ解析からのエビデンス
レベルⅡa：少なくとも1つのRCTではない治験からのエビデンス
【推奨グレード】
A：推奨しなければならない
B：推奨すべきである
0：推奨できるかもしれない
CCP：臨床的なコンセンサス事項（clinical consensus point）

（Bandelow B *et al*, 2014[2]）より改変引用）

chapter 1 社交不安症の治療アルゴリズム—治療の選択基準と手順—

　これをみると，推奨される不安症の治療法は，大別して薬物療法と精神療法である．ここで注目すべきは，「治療についてのきちんとした知識をもった患者の好みを尊重すべきである．とくに患者は，治療効果の発現時期・期間，副作用，そしてどんな治療が利用可能かという知識が提供されなければならない．」との記載があり[2]，治療に関する詳細な情報を与え，そしてそれを理解している患者には，治療を選択してもらう，という点である．また，もし，精神療法または薬物療法の効果がない場合には，もう一方の治療法か，あるいは両者の併用療法が提供されるべきとされている[2]．なお，精神療法としては，CBTや力動的精神療法があげられており（表3），さらにその他の治療法としては，運動療法や患者自助グループ，家族サポートグループが記載されている[2]．

　また，推奨される薬物療法に関しては，SSRIとSNRI，そして三環系抗うつ薬（tricyclic antidepressant：TCA）の使用が中心となる（表3）．一方，表4に示すように，最初に使用した薬物が無効または不耐性で使用ができない場合の代替薬物療法としては，SSRIから他のSSRIへの変更やSSRIからSNRIへの変更（あるいはその逆），そしてTCAへの変更となっている．さらに，標準的ではない薬物への変更に関してSADに特化すると，わが国で使用可能な薬物としては，ノルアドレナリン作動性・特異的セロトニン作動性抗うつ薬（noradrenergic and specific serotonergic antidepressant：NaSSA）であるミルタザピンや抗てんかん薬のガバペンチンとプレガバリン，そして第二世代抗精神病薬であるオランザピンやBZDのクロナゼパムとなっている（表4）[2]．

3）Canadian clinical practice guidelines for the management of anxiety, posttraumatic stress and obsessive-compulsive disorders (2014)[3]

　2014年，the Canadian Anxiety Guidelines Initiative Group on behalf of the Anxiety Disorders Association of Canadaから，不安症などに関する臨床ガイドラインが発表された[3]．

　このガイドラインでは，急性期のSAD治療において，CBTは薬物療法と同様の効果があるとし，CBTを単独でおこなうこともSAD治療の第一選択としている．また，治療中止後の効果もCBTのほうが薬物療法よりも長くつづく

表4 不安症に対して使用した最初の薬物が無効または不耐性の場合の代替薬物療法の段階的な計画

方法		手順
標準的な薬物（単剤）から他の標準的な薬物（単剤）への変更		—SSRIから他のSSRIへの変更 —SSRIからSNRIへの変更，あるいはその逆 —TCAへの変更 —プレガバリンへの変更（GADのみ）
標準的ではない薬物への変更		
他のADでは承認されている薬物（単剤）への変更		—プレガバリンへの変更 —moclobemide, opipramole, ヒドロキシジンへの変更 —ベンゾジアゼピン系薬物への変更（正当な理由がある場合で，まれな症例のみ）
当該のADでは承認されていないが，RCTで効果が認められている薬物（単剤）への変更	PD	ミルタザピン，クエチアピン，phenelzine（MAOI），バルプロ酸，イノシトール
	GAD	クエチアピン 治療抵抗症例については，抗うつ薬（単剤）にリスペリドンまたはオランザピンを付加
	SAD	ミルタザピン，ガバペンチン，プレガバリン，オランザピン
オープン試験で効果が認められている薬物（単剤）あるいは併用療法への変更	PD	併用：SSRI＋TCA，オランザピン，SSRI＋オランザピンまたはTCA，SSRI＋ピンドロール，バルプロ酸＋クロナゼパム 治療抵抗症例については，オープン試験ではあるが，オランザピン，TCAにfluoxetine付加（またその逆），SSRIにオランザピン付加
	GAD	ziprasidone（セロトニン・ドパミン拮抗薬）
	SAD	レベチラセタム，トピラマート，tranylcypromine（MAOI） 治療抵抗症例については，SSRIにbuspirone（5-HT$_{1A}$受容体部分的アゴニスト）付加
症例報告で効果が認められている薬物（単剤）あるいは併用療法への変更	PD	クロミプラミンにリチウム付加，あるいはバルプロ酸＋クロナゼパムの併用が有効との症例報告あり

PD：パニック症/パニック障害，AG：広場恐怖症，GAD：全般不安症/全般性不安障害，SAD：社交不安症/社交不安障害（社交恐怖）

(Bandelow B et al, 2014[2])より改変引用）

表5 SADの薬物療法で推奨される薬物

第一選択薬	エスシタロプラム，フルボキサミン，フルボキサミン徐放錠，パロキセチン，パロキセチン徐放錠，プレガバリン，セルトラリン，venlafaxine徐放錠
第二選択薬	アルプラゾラム，ブロマゼパム，citalopram，クロナゼパム，ガバペンチン，phenelzine
第三選択薬	atomoxetine，bupropion徐放錠，クロミプラミン，バルプロ酸，デュロキセチン，fluoxetine，ミルタザピン，moclobemide，オランザピン，selegiline，tiagapine，トピラマート
補助療法	第三選択：アリピプラゾール，buspirone，パロキセチン，リスペリドン 推奨しない：クロナゼパム，ピンドロール
推奨しない	アテノロール，buspirone，イミプラミン，レベチラセタム，プロプラノール，クエチアピン

【エビデンスレベル】
レベル1：メタ解析，または少なくとも2つのRCT（プラセボ群あり）
レベル2：少なくとも1つのRCT（プラセボ群または実薬群あり）
レベル3：少なくとも10名の対象者による比較試験ではない試行
レベル4：症例報告，または専門家の意見
【推奨グレード】
第一選択薬：レベル1または2のエビデンス＋有効性と安全性に関する臨床的支持
第二選択薬：レベル3のエビデンス，または有効性と安全性に関するより高い臨床的支持
第三選択薬：レベル4のエビデンス，または有効性と安全性に関するより高い臨床的支持
推奨しない：有効でないとするレベル1または2のエビデンス

(Katzman MA et al, 2014[3]) より改変引用）

という[3]．一方，薬物療法に関しては，表5のように推奨レベル順に示されている．ちなみに，第一選択薬を十分量投与しても効果が不十分な場合，患者が副作用などで内服できない場合は，第二選択薬を検討する前に，別の第一選択薬に変更すること，そして，第三選択薬や補助療法は，第一選択薬や第二選択薬を単独または組み合わせて使用しても効果がない場合に選択することがより有効性を高めるとしている[3]．さらに，複数の薬物やCBTに効果を示さない場合

には，診断を再評価し，治療に影響を与える他の医学的，精神医学的な併存疾患がないかどうかを検討し直すことが重要であるという[3]．

2 SADの治療アルゴリズム

　最初のSADの治療アルゴリズムは，1999年，デューク大学のSutherlandとDavidsonによるものであろう[4]．彼らは，SADを①非全般性（併存症なし），②全般性（併存症なし），③全般性＋併存症の3つに分け，それぞれに治療アルゴリズムを作成している[4]．しかしながら，①と②に関しては，現在第一選択薬となっている抗うつ薬ではなく，BZDとなっているなど，今日の実臨床とはかけ離れている感があるため，詳細は他書[5]に譲ることにする．したがって，以下は2000年以降について記載する．

1）SareenとStein（2000）[6]による治療アルゴリズム

　彼らのアルゴリズムでは，まず，SSRIかCBTのどちらか一方で治療を開始する（図1）．そして有効の場合，その治療法を1年間継続しながら，曝露療法を併用することを推奨している．もし無効の場合には，他のSSRIまたはMAOIに変更するか，CBTなどの精神療法と薬物療法を併用するか，あるいはBZDへの変更（物質乱用の既往がない場合）をすることになる．これらの変更によって治療効果が得られれば，その治療法を1年間継続しながら曝露療法を併用し，そうでなければ，診断の再評価とSSRI＋BZDなどのさまざまな併用療法，あるいはエビデンスの少ない薬物への検討となっている[6]．わかりやすい簡潔なアルゴリズムである．

2）SAD研究会（2009）[7]によるSAD治療アルゴリズム

　わが国で最初に，そして唯一のSAD治療アルゴリズムである（図2）．本アルゴリズムは，2006年から3年にわたりおこなわれたSAD研究会での専門医に対するアンケート調査をもとに作成された，全般性SAD（パフォーマンス限局型でない）に対するもので，著者らは"SAD治療フロー"とよんでいる（図2）[7]．

　まずLine 1において，DSM-Ⅳ，ICD-10または精神疾患簡易構造化面接法

chapter 1　社交不安症の治療アルゴリズム―治療の選択基準と手順―

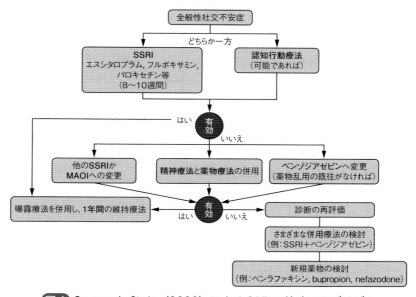

図1 Sareen と Stein（2000）による SAD の治療アルゴリズム

(Sareen L *et al*, 2000[6]より改変引用)

(Mini-International Neuropsychiatric Interview：M.I.N.I.)[8]を用いて SAD の診断をおこなった後に，薬物療法および必要に応じた非薬物療法（CBT を含む何らかの精神療法的対応）をおこなうものである（Line 1, Line 2)[7]．

薬物療法としては，SSRI（アンケート施行当時，SAD に対する保険適用はフルボキサミンのみであったが，現在は，パロキセチン，エスシタロプラムも適用あり）を主剤とし，必要に応じて BZD を用いるが，その場合は長期投与を避けるように留意する(Line 2)[7]．治療開始 4～8 週後に，LSAS-J（Liebowitz Social Anxiety Scale 日本語版)[9]などの評価尺度や問診により効果判定をおこなう．SSRI を使用した症例では，十分量を使用したうえでの評価が望ましい[7]．改善が認められた場合，治療継続期間は 6～12 ヵ月とし，その後徐々に減量する．部分改善や再燃，無効と判定された例では，薬剤増量，薬剤変更をおこなう．薬剤変更例としては，他の SSRI や，SNRI，オランザピンなどの非定型抗精神病薬，ガバペンチンなどの抗てんかん薬があげられている（Line 3, Line 4)[7]．

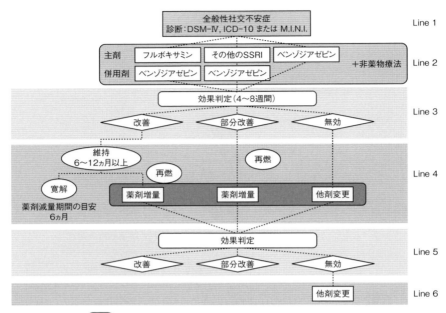

図2 SAD 研究会（2009）による SAD の治療フロー

(浅倉聡ほか，2009[7]より引用)

最終効果判定の Line 5 では，Line 4 で新たに治療を開始した場合は，Line 3 と同様に 4～8 週後に効果判定をおこなう．効果発現後は約 1 年治療をつづけ，日常生活への自信が出てきた段階で患者と相談しながら薬剤の減量をおこない，最終的に投薬を終了する（Line 5）[7]．

3) Stein ら（2010）[10]による SAD の薬物療法アルゴリズム

1) のアルゴリズムを作成した Stein らによって，2010 年に発表されたものである．薬剤療法に限定したアルゴリズムであるが，心理教育が SAD において重要な役割を担うこと，CBT は薬剤療法の代替療法や補助療法に成り得ることも述べられている（しかし，薬物療法，精神療法，それらの併用療法をどの順でおこなうのが最良であるかを示すデータはほとんどなく，それらの選択は患者によって異なるとしている）[10]．

chapter 1　社交不安症の治療アルゴリズム―治療の選択基準と手順―

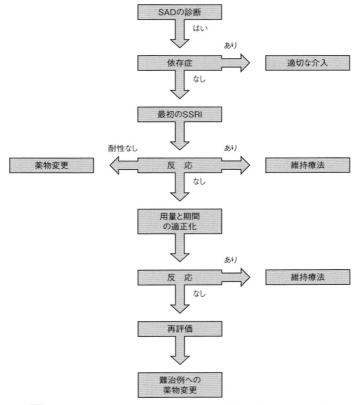

図3 Steinら（2010）によるSADの薬物療法アルゴリズム
(Stein DJ et al, 2010[10]より改変引用)

　図3をみてみよう．まず，DSM-ⅣやICD-10を用い，診断をおこなう．つぎに併存症がないか確認し，もし，重度のうつ病や自殺企図があれば，専門家の評価などの適切な介入が必要であるし，物質使用障害を認められるのであれば，その依存症が治癒するまで薬物療法を延長しなければいけない[10]．また，身体疾患の治療薬や妊娠・授乳の有無を確認することは，薬物療法を開始するにあたり重要なことである[10]．併存症がないと判断されれば，SSRIを開始し，反応が十分にあれば維持療法，耐性がない場合には変薬となる．治療反応性の

83

評価は，投与開始前後でSocial Phobia Inventory[11]や，LSAS-J[9]などの評価尺度を用いるとわかりやすい．有害事象も日常的に評価し，とくに，性的機能不全など，患者が自らいいたがらない副作用や体重増加などを見落とさないことである．反応がない場合には，SSRIの投与量（常用最高量より多い場合もある）と投与期間（12週間）を適正化する[10]．この適正化により反応があれば，反応を得た用量で少なくとも1年間の維持療法をおこなう．しかし用量と投与期間の適正化をおこなっても，反応がない場合は，最初の診断や併存症（例：物質使用障害，パーソナリティ障害，自閉スペクトラム症など）の有無を再検討し，さらに心理社会的な環境や薬物アドヒアランスのチェックなどの再評価もおこなう．そしてそのような要因がみつかった場合にはより専門の精神科医への委託を考慮しなければならない．また，治療反応性に影響を与えるような要因がみつからない場合は，治療抵抗例（あるいは難治例）として，薬物の変更をおこなう．ここでは，他のSSRI，ベンラファキシン，そして，phenelzineがあげられている[10]．

おわりに

　ここでは，SADに対する3つの推奨治療のガイドラインと3つの治療アルゴリズムを紹介した．これら6つに共通する最も重要な点は，じつは治療についてではなく，正確な診断である[12]．実際，SADを日常臨床で正確に捉えることはかなりむずかしく，たとえば，Structured Clinical Interview for DSM-IV-TR（SCID）を用いた半構造化面接でSADと診断された患者の約4.5％しか診断できなかったという報告もある[13]．このことは，紹介した3つのアルゴリズムのうち2つで，さまざまな治療が遂行しない場合，診断の再評価を求められていることからも理解できよう．つまり，初診時において，国際的に信頼できる診断基準を用い，時間をかけて適切な診断を心がけることが，その後の治療の結果を左右する重要な鍵となる．われわれ精神科医はこのことを忘れて，いたずらにガイドラインやアルゴリズムで推奨される薬物だけを使うことだけは，避けなければならない．

　最後に，ここにあげた6つのガイドラインとアルゴリズムに掲載されている

治療に関するコンテンツについては，発表年の違いや適応薬物の違いなどから若干の違いはあるが，大差はないようである[12]．それらの枝葉に左右されるのではなく，本質を捉え，真に役立つものとして日常臨床に活用していただけると，幸いである．

（塩入俊樹/武藤恭昌）

文献

1) Bandelow B, Zohar J, Hollander E et al：World Federation of Societies of Biological Psychiatry（WFSBP）Guidelines for the Pharmacological Treatment of Anxiety, Obsessive-Compulsive and Post-Traumatic Stress Disorders-First Revision. *World J Biol Psychiatry* **9**：248-312, 2008
2) Bandelow B, Lichte T, Rudolf S et al：The Diagnosis of and Treatment Recommendations for Anxiety Disorders. *Dtsch Arztebl Int* **111**：473-480, 2014
3) Katzman MA, Bleau P, Blier P et al：Canadian clinical practice guidelines for the management of anxiety, posttraumatic stress and obsessive-compulsive disorders. *BMC Psychiatry* **14**（suppl 1）：S1, 2014
4) Sutherland SM, Davidson JRT：Sociophobia. In：*Textbook of Treatment Algorithms in Psychopharmacology*, ed by FawCett J, Stein DJ, Jobson KO, John Wiley, Chichester, 1999 pp.107-118
5) 樋口輝彦：社会不安障害の治療のアルゴリズムを勘案する―治療の選択基準と手順．社会不安障害治療のストラテジー，小山司編，先端医学社，東京，2005，pp.103-108
6) Sareen L, Stein M：A review of the epidemiology and approaches to the treatment of social anxiety disorder. *Drugs* **59**：497-509, 2000
7) 朝倉聡，尾崎紀夫：SAD 研究会が提唱するわが国における SAD 治療フロー：コンセンサス・ステイトメント．臨床精神薬理 **12**：773-779, 2009
8) Sheehan DV, Lecrubier Y, Harnett-Sheehank et al：Reliability and validity of the MINI International Neuropsychiatric Interview（M.I.N.I.）：according to the SCID-P. *Eur Psychiatry* **12**：232-241, 1997（大坪天平，上島国利訳：M. I. N. I.―精神疾患簡易構造化面接法，星和書店，東京，2003）
9) 朝倉聡，井上誠士郎，佐々木史ほか：Liebowitz Social Anxiety Scale（LSAS）日本語版の信頼性および妥当性の検討．精神医学 **44**：1077-1084, 2002
10) Stein DJ, Baldwin DS, Bandelow B et al：A 2010 evidence-based algorithm for the pharmacotherapy of social anxiety disorder. *Curr Psychiatry Rep* **12**：471-477, 2010
11) Connor KM, Davidson JR, Churchill LE et al：Psychometric properties of the Social

Phobia Inventory (SPIN). New self-rating scale. *Br J Psychiatry* **176**：379-386, 2000
12) 塩入俊樹：社交不安症の薬物療法．不安症研究 **7**：29-39，2015
13) Zimmerman, Chelminski I：Clinician recognition of anxiety disorders in depressed outpatients. *J Psychiatr Res* **37**：325-333, 2003

Part. 3 社交不安症の治療ストラテジーとその評価

2. 社交不安症の臨床評価と心理教育

 はじめに

　社交不安症（social anxiety disorder）は，Diagnostic and Statistical Manual of Mental Disorder（DSM）-5[1]の診断基準によれば，他者に自分の様子が注視される可能性のある社交等の場面（たとえば，会話や他人との会合，会食，大勢の前で話をすること等）に対する著しい恐怖または不安を主症状とする．患者は自身の話しぶりや振る舞い，あるいは不安や恐怖，赤面，汗などの不安症状に気付かれることで，自分が低い評価を受けること，あるいは相手に迷惑に感じられたり，拒絶されたりすることを非常に恐れる．このため，そのような場面に出ること，その場にいることが非常な苦痛・恐怖となり，それを避けようとする．

　社交不安症の頻度は，不安症全体のなかでも最も高く，生涯有病率は米国では13％と報告され[2]，またDSM-5の記述によれば米国での12ヵ月有病率は7％と報告されている．また発症年齢が低いことも特徴的で，やはりDSM-5の記述によれば，米国では社交不安症の75％は8〜15歳の間に発症し，中央値は13歳である．また，他の不安症，うつ病，アルコール依存などを高率に合併する[3]．アルコールについていえば，対人場面への不安，恐怖のため，飲酒しないと出社できないサラリーマンにも時々遭遇する．

Part. 3　社交不安症の治療ストラテジーとその評価

 社交不安症の臨床症状評価

　社交不安症の症状評価で最も良く用いられるのは，Liebowitz Social Anxiety Scale（LSAS）であろう[4]．日本語版（LSAS-J）も作成されており[5]，高い内的整合性（Cronbach α＝0.95）と再テスト信頼性（級内相関係数＝0.92）が示されている[5]．LSAS-Jでは複数の対人場面，社交場面，人の目にさらされる場面等での行為を想定した24の質問に対して，不安・恐怖の強さ（「恐怖感/不安感」）と実際にどの程度場面を避けているか（「回避」）を，恐怖感/不安感は「全く感じない」から「非常に強く感じる」まで，「回避」については「全く回避しない」から「回避する（2/3～100％）」の4段階（0～3点）で評価・回答する．得点は24の行為に対する各評点の合計を「恐怖感/不安感」と「回避」それぞれのサブスコア（0～72点の範囲），それらの合計点（0～144点の範囲）を総得点とする．LSAS-Jを作成した朝倉ら[5]によれば，臨床診断に対する総得点のカットオフは42点であった．LSAS-Jに具体的な行為として含まれるのは次の通りである．「人前で電話をかける」「少人数のグループ活動に参加する」「公共の場所で食事をする」「人と一緒に公共の場所でお酒（飲み物）を飲む」「権威ある人と話をする」「観衆の前で何か行為をしたり話をする」「パーティーにいく」「人に姿を見られながら仕事（勉強）をする」「人に見られながら字を書く」「あまりよく知らない人に電話をする」「あまりよく知らない人たちと話し合う」「全く初対面の人と会う」「公衆トイレで用を足す」「ほかの人たちが着席して待っている部屋に入っていく」「人々の注目を浴びる」「会議で意見を言う」「試験を受ける」「あまりよく知らない人に不賛成であると言う」「あまりよく知らない人と目を合わせる」「仲間の前で報告をする」「誰かを誘おうとする」「店に品物を返品する」「パーティーを主催する」「強引なセールスマンの誘いに抵抗する」である．

　LSAS-Jのほかに，海外で開発された評価尺度を日本語版にしたもの（いずれも標準化されている）としては，Social Phobia Scale日本語版[6]，Fear of Negative Evaluation Scaleの短縮版（B-FNE）の日本語版[7]，Social Phobia and Anxiety Inventory（SPAI）日本語版[8]などがある．

　またわが国で独自に開発された臨床評価スケールもあり，その一つは，DSM

の社交不安症とは少しずれるが,わが国で以前より臨床研究されてきた自己臭恐怖,醜形恐怖などの確信型対人恐怖を含めた臨床症状評価する社交不安/対人恐怖評価尺度 Social Anxiety/*Taijin-Kyofu* Scale である[9].貝谷ら[10]が開発した評価尺度の Social Anxiety Disorder Scale も出版されており,利用可能である.なお臨床症状評価の詳細については,朝倉の総説[3]に説明されているので,参照されたい.

2 心理教育

1) 心理教育の重要性

　心理教育,すなわち疾患とその治療に関する教育は,不安症は勿論,精神科領域にとどまらず,さまざまな臨床領域できわめて重要である.教育により,疾患とその治療に関する知識を,患者とその家族に正しく知ってもらうことは,医療者側の診たてや治療方針を理解してもらうために必要不可欠である.医療者側の診たてや治療方針を理解してもらわなければ,薬の処方一つとっても,何のために処方しているのか,どういうことを期待して処方しているのかを患者にも家族にもわかってもらうことができない.当然,服薬のコンプライアンスが悪くなり,場合によっては医療者側には何も言わないまま,したがって医療者側の気付かないまま,いつの間にかその薬は飲んでいなかったということも起こり得る.

　患者と家族が,医療者側の診たてと治療方針・治療計画を理解し,それぞれの薬が何のために処方されているかを理解してくれていれば,処方された薬の効果について患者や家族から教えてもらうことができる.仮にその薬が合わないと感じた場合でも,何のために必要かを理解してくれていれば,医療者に報告しないままこっそりやめてしまうようなことも少なくなるだろう.また精神科の治療でよくある「よくなって何年もたったのに薬を止められない」から別の医者にかかる,といった無駄も少なくて済む.薬を例に話をしてきたが,勿論薬以外の治療法についても同様である.

　また,治療方法が複数考えられるとき,あるいは経過等に関する情報の不足から治療方法の選択に医療者側が迷うときには,患者・家族と治療方法の選択

について相談することも可能である．実際の臨床場面における診たては，何かが100%正しいということは少なく，複数の選択肢のなかで確率的に最も高そうなものから，あるいは外れた場合の害の少ない物から選択していくというのが本当のところである．候補となる複数の治療法のうち，どれが本当に良さそうかの確率が拮抗している場合も少なくない．医療者側としては，非常に決断に迷う場面である．このような場合に，患者・家族に病気と治療法に関する知識をもっていてもらえば，選択の確率が拮抗している治療法のどれを選ぶか，患者・家族と相談して考えることもできる．この場合，最終的な判断は結局医療者に委ねられる場合も多いが，その場合でも，医療者の判断が，決めがたい複数の選択肢のなかからの選択であることを患者・家族に理解しておいてもらえることは，その後の医療者—患者・家族との関係や治療の継続性にとってきわめて重要である．

　もちろんこれらのことが可能となるのは，患者・家族にそれなりの理解力が備わっている場合であり，精神科の臨床においてはこれが困難な場合も少なくないかもしれない．また説明される側の理解力にあった方法をとらないと，かえって混乱を招いたり，ただ煙たがられておわりという場合もあり得よう．しかし，病気と治療方針を理解してもらうために丁寧に説明をしようとする医療者側の姿勢を，患者・家族に理解してもらうことだけでも，治療関係の構築などさまざまな観点から意味があるように考えられる．

2）社交不安症の心理教育

　社交不安症の場合，前の段落で述べた懸念は比較的小さい場合が多く，効果的な心理教育がおこなえる可能性は高いのではと思われる．もちろん，患者・家族の元々の理解力や性格傾向にもよるので一概に言えないことは言うまでもないが，ここでは社交不安症の心理教育をおこなう上で，実際に注意すべきことについて少し考えてみたい．

　注意点としてまず考えられることは，DSM-5のspecifierにあるように，症状の出現，恐怖に感じ避けたい場面が「大勢の前で話したり振る舞ったりすること（public speaking or performance）」に限られている場合〔パフォーマンス限局型（performance only）以下限局型〕か，それ以外かどうかである．厳

密には違いはあるが，DSM-Ⅳ-TR の社交恐怖（社交不安障害）social anxiety disorder の「全般性」[11]にあてはまるか否かに似たものと考えて良いだろう．「限局型」とそれ以外，あるいは「全般性」とそれ以外のどちらもが，social anxiety disorder という1つの病名のなかに含まれているのは，ともに「他人から注目されたり観察される可能性のある場面や状況，その結果他人から低い評価を受ける可能性のある場面や状況」への不安と恐怖，回避行動という点が共通しているからである．また一見「限局型」の人でも，他人との社交場面全般を苦手と感じている人も少なくないかもしれない．

　しかし実際には，「限局型」の人とそうでない人（以下では読みやすいように，限局型と全般型とする）では，病態が相当異なっている場合も多い．全般型の人では，他の人と一緒の場面でどう振る舞ったらよいかわからない，会話を進めていくこと・ついていくことが苦手といった，他人と交流するためのスキルそのものが低い人も稀ではない．一方，典型的な限局型の人では，そういう人はあまり多くない印象を受ける．社交不安症では社交や対人場面等への恐怖，不安，回避が自閉スペクトラム症（autism spectrum disorder：ASD）などの他の精神疾患では説明されないことが診断基準のなかに含まれている．ASD では興味や行動の限定・くり返しも診断基準に含まれるので，対人コミュニケーションだけを基本症状とする Social（Pragmatic）Communication Disorder〔日本語訳は「社会的（語用論的）コミュニケーション症」，DSM-5 で初めて登場〕で考えてみたい．この障害の鑑別診断の項では，社交不安症との違いは発症の時期にあり，この障害では生まれてからこの方，対人コミュニケーションがうまく出来た時期がなかったのに対して，社交不安障害ではコミュニケーション・スキルの発達に問題はないにもかかわらず，対人・社交への恐怖・不安のためにそのスキルが使えない，として両者を区別している．ただ概念的にはそうであったとしても，実際には程度問題である．また Social（Pragmatic）Communication Disorder の診断基準にはさまざまな対人コミュニケーションのスキルの障害が記述されているが，そのいずれかに当てはまらなければ社交不安症の診断は妨げず，そもそも「当てはまるかどうか」が程度問題である．

　したがって少なくとも DSM で話をするなら，診断基準上も「全般型」の社

交不安症には，Social（Pragmatic）Communication Disorderにかなり近い人も含まれるだろうし，「限局型」ではそれは少ないだろうと考えられる．ということは心理教育をおこなう際にも，限局型も全般型も一括りに「社交不安症」として診たてと治療方針を説明してしまうのでは乱暴である．社交不安症には，やや異なる2つのタイプがあって，（その患者さんは）そのどちらなのか，あるいはどちらにより近いか，について丁寧に説明する必要があるだろう．その意味では，製薬会社等が作って医療機関に配布しているパンフレットをただ渡すだけでは不十分で，それを使う際には，それぞれの患者・家族に合わせたcustom madeの活用が必要である．

　また，その人の実際の生活がどのような状況にあるのかも重要である．限局型で「人前でのスピーチ」だけで困っているとしても，そのような機会があまりない人と，毎日のようにある人とでは，当然ながら対応方法についての説明も異なってくるだろう．ごくたまの会議での発言で困るからという理由で，毎日かなりの量のSSRIを飲まされている患者さんをみかけることもある．これはいかがなものかと思うし，もしそれぞれの患者・家族への心理教育を心がけていれば，そのような必要性が疑わしい治療も自ずと減るだろう．

　これは全般型でも同様である．たとえば10歳代の全般型の患者が実際に抱えている問題が，少々「恥ずかしがり屋」程度のものなのか，友達もほとんど作れず孤立した状態にあるのかで，対応も，したがって患者・家族への説明・心理教育の内容もまったく異なってくるだろう．前者なら様子を観察しておくだけで済むかもしれないし，後者ならその後，長期欠席，退学，数年から数十年にわたる引きこもりにつながる可能性もある．この点をきちんと説明するためには，それなりの診たてが必要であり，それによって過剰な治療も，必要な対応をおこなわずに見過ごすリスクも，ともに減少するだろう．

 ## おわりに

　最後に合併症の問題とその説明について考え，稿を終えたい．社交不安症では他の不安症のほか，うつ病や双極性障害など他の精神疾患の合併が少なくない（DSM-5の説明参照）．また若い患者では社交不安症と考えて治療していた

例が,統合失調症の発症に至るということもあり得る.実際,社交不安症と診断されている人では統合失調症のリスクが上がることが報告されている[12].これらの問題は治療法,とくに薬物療法における薬剤選択を考える際の大きな課題である.それについてもあらかじめ患者・家族に情報を伝え,候補となる各薬剤の利点と短所を知らせて,可能なら一緒に考えてもらって選択できればベストである.なおこれらの疾患と治療に関する教育内容や提供された情報を,患者・家族が十分に理解できるようにするには,説明の時間がそれなりに必要となってくるだろう.また1回の説明では理解できない場合もあり得るので,繰り返し見せて,あるいは持ち帰って勉強してもらえる教材もあった方が良い.それぞれの患者・家族に適した組み合わせが選択できるような教材の準備も,今後検討していくべき課題である.

(佐々木司)

文献

1) American Psychiatric Association：*Diagnostic and Statistical Manual for Mental Disorders*, 5th edition, American Psychiatric Association, Arlington VA, 2013
2) Stein MB, Stein DJ：Social anxiety disorder. *Lancet* **371**：1115-1125, 2008
3) 朝倉聡：社交不安症の診断と評価.不安症研究 **7**：4-17, 2015
4) Liebowitz MR：Social phobia. *Mod Probl Pharamacopsychiatry* **22**：141-173, 1987
5) 朝倉聡,井上誠志郎,佐々木史ほか：Liebowitz Social Anxiety Scale（LSAS）日本語版の信頼性および妥当性の検討.精神医学 **44**：1077-1084, 2002
6) 金井嘉宏,笹川智子,陳峻雯ほか：Social Phobia Scale と Social Interaction Anxiety Scale 日本語版の開発.心身医学 **44**：841-850, 2004
7) 笹川智子,金井嘉宏,村中泰子ほか：他者からの否定的評価に対する社会的不安測定尺度（FNE）短縮版作成の試み―項目反応理論による検討―.行動療法研究 **30**：87-98, 2004
8) 岡島義,金井嘉宏,笹川智子ほか：社会不安障害尺度（Social Phobia and Anxiety Inventory 日本語版）の開発.行動療法研究 **34**：297-309, 2008
9) Asakura S, Inoue T, Kitagawa N *et al*：Social Anxiety/*Taijin-Kyofu* Scale（SATS）：Development and psychometric evaluation of a new instrument. *Psychopathology* **45**：96-101, 2012
10) 貝谷久宣編：社交不安障害検査 Social Anxiety Disorder Scale.金子書房.東京

11) American Psychiatric Association : Quick Reference to the Diagnostic Criteria from DSM-Ⅳ-TR, 2000
12) 正木美奈：不安症と統合失調症．不安症の事典．貝谷久宣，佐々木司，清水栄司編：日本評論社，東京，2015 pp.105-109

Part. 3 社交不安症の治療ストラテジーとその評価

3. 社交不安症における薬物療法

はじめに

　社交不安症における薬物療法に関するすぐれた総説がわが国で最近数編提出されている[1)～3)]．それゆえ，ここでは文献の総説はやめて，実地臨床で具体的にどのように社交不安症に与薬するかという問題を実務家として述べる．

1　社交不安症をどのように理解するか

　著者は社交不安症の診療に関して，別に記したように[4)]リーボヴィッツ社交不安症尺度（Liebowitz Social Anxiety Scale：LSAS）[5)]，と東大式社会不安尺度（Tokyo University Social Anxiety Scale：TSAS）[6)7)]，人間関係尺度，不安うつ病尺度[8)]，対人拒絶過敏性尺度[9)]，および非定型うつ病診断スケールを使用している．このような検査尺度のなかでも薬物療法には人間関係尺度が大変重宝であると考えている．

　人間関係尺度は，SCL-90 を参考にして，社交不安症のもとになる「劣等感」（A項目），劣等感に対する「恥辱感」（B項目），他人に自己の劣等を感じさせないための対処行動「迎合・屈辱的態度」（C項目），それに伴い相手の自分に対する感情や態度を懐疑する「人間関係過敏性」（D項目），相手との関係が失敗したと考えて引きこもる「自閉」（E項目）または「妄想」（F項目）の6項目でそれぞれ5つの質問を有する（表1）．測定は5件法である．

　この検査により典型的パターンであれば5つの診断が可能になる（図1）．

表1 人間関係尺度の質問文

A．劣等感
　自分は劣等感が強いと思う
　他人の能力をうらやましく感じる
　自分の子供は自分に似てほしくない
　多くの面で自分は役に立たない人間と思う
　自分は気が利かない人間と思う
B．恥辱感
　人の顔色を見る
　他人からの評価が気になる
　人に笑いものにされることを恐れる
　自分が相手にどんな印象を与えているか意識する
　自分の弱みが相手に知れることを恐れる
C．迎合・屈辱的態度
　相手の顔色を見て行動する
　相手に申し訳ないと思うことがよくある
　相手によく見せようと頑張りすぎる
　思ったことをなかなか言えない
　相手の気持ちを思いやり先回りした行動をとる
D．人間関係過敏性
　人から見放されている感じがする
　人の言動に傷つきやすい
　人から理解されていないと思う
　人から同情が得られないと思う
　人から好かれていないと思う
E．自閉
　友人が欲しいと思わない
　人と話しても楽しくない
　人には親しみが持てない
　人にどう思われているか気にしない
　孤立した行動が多い
F．妄想
　悪口を言われている感じがする
　罠が仕組まれている感じがする
　人におとしいれられる感じがする
　誰かに調べられている感じがする
　ねらわれて被害に遭う恐れを持つ

chapter 3 社交不安症における薬物療法

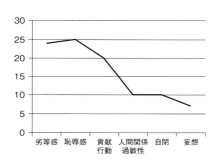
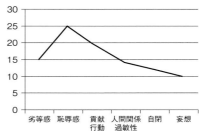
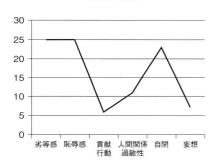
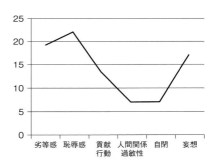
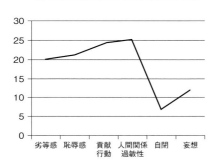

図1 人間関係尺度における典型的パターンによる診断

全般型社交不安症

　DSM-Ⅳ-TR では社交不安症の下位分類で「全般型」が記載され，そこには，"恐怖がほとんどの社会的状況に向けられている場合（例：会話を始めたり続けたりすること，小さいグループに参加すること，デートすること，目上の人に話をすること，パーティーに参加すること）"と記されている．全般性が本来の社交不安症であろう．全般型社交不安症は体質的，家族性であることが多く，一般に薬物に反応しやすい．選択的セロトニン再取り込み阻害薬（selective serotonin reuptake inhibitors：SSRI）が奏効することが多い．SSRIのなかでは最も新しく上市されたエスシタロプラムは，他のSSRIにくらべ，作用がシャープで副作用も比較的少ないので社交不安症の第一選択薬となるであろう．10 mg錠を半錠，1錠，1錠半，2錠まで漸増する．多くの場合 10 mgに達して1ヵ月以内に何らかの効果がみられる．ただ，引きこもりの患者では効果を確かめようとしてもその判定は困難であることが多い．効果の判定は，やはり，人前での緊張感がどれほど減少したかを問うことが最も基本的である．そのような場合は社会状況への曝露を指示することが大切である．はじめは親しい人達と少時間だけ交流するようにし，漸次，交際の質と量を高めていくように指導する．SSRI の投与で社会的状況に対する不安・緊張感は少なくなっても相変わらず回避行動が減少しない症例にしばしば遭遇する．このような場合はセロトニン・ノルアドレナリン再取り込み阻害薬（serotonin noradrenaline reuptake inhibitors：SNRI）を追加するか，SSRI を減薬した量だけSNRIで補完すると回避が減少し，自ら社会状況への曝露ができるようになる．全般型の重症例では，朝にスルピリド 50 mg，クロナゼパム 0.5 mg を併用する．重症度に応じてこれら薬剤の用量と服薬回数を増すことは可能である．また，軽快してきたら，人と接するときだけに屯用させる．ここで留意することはクロナゼパムへの依存性を高めないことである．SSRI や SNRI のような基底薬の効果が出てきたらこれら薬物はできるだけ服用しないように指示する．

　全般型社交不安症ではSSRIの投与は長期であれば長期であるほどよい．本

chapter 3 社交不安症における薬物療法

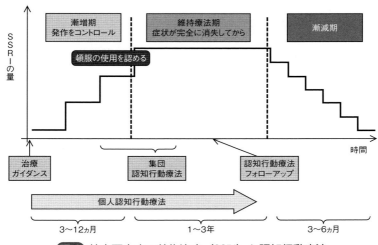

図2 社交不安症の薬物治療（SSRI）と認知行動療法

書の編者の小山によれば，フルボキサミンの場合1年以上経過してもまだ改善は続くということである．2～3年間投与して半年以上かけて漸減断薬するのがよいであろう．著者は患者に次のように説明し，長期服用の安全性と断薬のできる可能性をつたえる．「この薬は少しずつ臆病なあなたの性格を変えていきます．気がつかないうちに前は出来なかった行動ができるようになります．そして，あなたが社会のなかでまったく緊張しない生活が数年続き，あなたの行動パターンが完全にあなたの身につき，無意識のうちに自分はこんな人間であると思えるようになったら，少しずつ減薬して，ついには断薬してももう再発はほとんどしません．長期間服用しても取り返しのつかない副作用が出ることはありません．減薬は自分でおこなわずに，医師の処方通りにおこなってください」．このように患者教育をすれば多くの場合，円滑に社会に馴染んでいくことができると考える．図2に著者らがおこなっている社交不安症の治療フローチャートを示す．

社交不安症 パフォーマンス限局型

　社交不安症の下位診断として DSM-5 で「パフォーマンス限局型」が記載された．DSM-ⅣTM でいえば「非全般型」である．DSM-5 でのこのような記載の変化は，本来，社交不安症は全般型であり，パフォーマンス限局型は社交不安症のなかの特別な型であることを示しており，著者もこの考えには賛同できる．パフォーマンス限局型で最も多いのはスピーチ恐怖である．そのほかに書痙もしばしばみられる．このタイプでは性格に深く根差した劣等感は低く，どちらかといえば身体症状が前面にでる．発病年齢も全般型より遅いことが多く，何かの小さな失敗をきっかけとして雪だるま式に円滑な行動（スピーチや書字など）が困難になっていくケースがしばしばみられる．このタイプにはSSRIは多くの場合歯が立たない．著者はクロナゼパムとスルピリドの屯用処方をする．パフォーマンス時の動悸や震顫が著明な場合はβ-遮断薬カルテオロール 5 mg 錠の屯用を指示する．発汗にはクロニジン 75 μg 錠の屯用を勧める人もいるが，著者はプロパンテリン 15 mg 錠を処方する．この薬剤では多汗症も健康保険適用になっている．ここに示した薬物のうち後者ほど依存性の問題は少ないと考える．多くの場合，何回も使用しているうちに，屯用することを忘れてパフォーマンスしているようになり，徐々に断薬が可能になるケースが多い．

 ### 回避性パーソナリティ障害

　回避性パーソナリティ障害は社交不安症に併存することが多い[10]．また，回避性パーソナリティ障害は社交不安症の重症型であるとする考え方もある．この考えに沿って，SSRIの大量長期療法で軽快していく回避性パーソナリティ障害症例があることは確かである．SSRI 投与により多少とも効果がみられたらさらに漸増して経過を観察する．SSRI に反応しがたい回避性パーソナリティ障害はシゾイドパーソナリティ障害または統合失調型パーソナリティ障害を考慮する必要がある．このような症例には非定型抗精神病薬の試用を考慮する．

5 社交不安症を根底にもつ妄想性障害

　この診断がなされる症例ではLSASも東大式社交不安症尺度（Tokyo University Social Anxiety Scale：TSAS）も高得点を示す．人格は保たれ社会性もそれほど低くない．この診断のなされる患者群では現実吟味力の低下した自己臭恐怖や視線恐怖も含まれる．これら症例はスルピリド100～600 mgの投与で軽快することが多い．著者は以前，妄想性うつ病に対してはスルピリドとアミトリプチリンの併用療法が著効を示すことを報告した[11]．この処方は妄想性うつ病にも妄想性障害にも今なお最も有効な治療法の一つであると著者は考えている．社交不安症を根底にもつこれら妄想性障害は，多くの場合，ここに示した薬物療法により3ヵ月前後で寛解し，半年から1年後には断薬してもさほど問題はないと考える．

 6 社交不安症を根底にもつうつ病（非定型うつ病）

　社交不安症を根底にもつうつ病は拒絶過敏性が明らかに存在する．拒絶過敏性は，社交不安症の中核症状である他人に自分の欠点を指摘されないかと恐れる心情が敏感になり，少しでもそれに類した出来事があると過激に反応する状態である[12]．このようなストレス状況下で抑うつ気分が発展する．拒絶過敏性を根底にして発展する症候が不安・抑うつ発作である[13]．不安・抑うつ発作は患者がその時置かれた状況とは関係なく，不意に不安・抑うつ気分が襲い，その直後に過去の忌まわしい記憶が自分の意思とは関係なく強制的に湧き上がり，不安・焦燥にかられる状態である．この不安・焦燥が激しいとその苦しみから逃れるために，リストカットをはじめ種々の逸脱行動がしばしば見られる．不安・抑うつ発作は患者自ら医師に語られることはない．患者が次のような訴え方をすることが多い：「突然うつが来た」，「居てもたってもいられなくなることがある」，「夕暮れになると，悲しくなり，泣きたくなる」，「昔の嫌なことが思い出されてイライラする」，「リストカットした」，「あちこちの物を投げたり，お母さんにも怒鳴ってしまったが，後から冷静になってみると自分が別人だったよう」．このような訴えがあったならば，診察者は積極的に不安・抑う

表2 不安・抑うつ発作の問診の仕方

あなたはとても辛くて苦しい感じに出し抜けに襲われることはありませんか？はっきりした理由なくそれまでとは違った気分にいきなり突入する状態です．いわば，激しい不安とうつの"発作"です．
そのような感情がこころ全体を占め，どうすることも出来ないと思っていると，不意に昔の思い出がとめどもなく湧き上がってきます．その内容は好ましくないことが多くて，無念な気持ちと苛立ちで頭がいっぱいとなり落ち着かない状態になります．あなたはこのような状態がありますか．

情動発作 → 侵入思考（フラッシュバック）→ 対処行動

つ発作の存在を聞き出す必要がある（表2）．ひとたび，不安・抑うつ発作の存在が明らかになり，積極的な薬物療法を施せば，難治と思われていた症例でも軽快の兆しがみえてくる．不安・抑うつ発作の特質と薬物療法[14]に関して，また，不安・抑うつ発作の症例[15]について最近報告をしたのでここでは詳しく述べない．また，不安・抑うつ発作の発症機構と薬物療法に関する仮説[16]も提出したので参照されたい．

非定型うつ病では，不安・抑うつ発作が消失し，抑うつ気分が軽快した後に，その基底にある上述した全般型社交不安症の治療に入る．

おわりに

社交不安症は心療内科・精神科の外来診療ではつねに見逃してはならない障害である．社交不安症の訴えでなくて来院してもその根底には社交不安症が存在することが多い．それゆえ，著者の外来ではすべての新患に社交不安症の検査スケールを施行している．外来診療では社交不安症はつねに留意すべき疾患である．

（貝谷久宣）

文献

1) 兼子唯, 野口恭子, 貝谷久宣：SADの薬物療法と精神療法. 社交不安症, 貝谷久宣編, 金剛出版, 東京, 2017
2) 塩入俊樹：社交不安症の薬物療法. 不安症研究 **7**：29-39, 2015
3) 永田利彦：社交不安障害（SAD）どこから薬物療法を始めるべきか. 精神経誌 **117**：283-291, 2015
4) 貝谷久宣, 岸野有里：Ⅵ. 精神科診断に役立つ質問票, 症状評価尺度：概要と利用法 1 不安・気分障害. 外来精神科診療シリーズ, パート1 精神科臨床の知と技の新展開 メンタルクリニックでの診断の技と工夫―臨床の知を診断に活かす, 原田誠二編, 中山書店, 東京, 2017
5) 朝倉聡, 井上誠士郎, 佐々木史ほか：Liebowitz Social Anxiety Scale（LSAS）日本語版の信頼性および妥当性の検討. 精神医学 **44**：1077-1084, 2002
6) 貝谷久宣, 金井嘉宏, 熊野宏明ほか：東大式社会不安尺度の開発と信頼性・妥当性の検討. 心身医学 **44**：279-287, 2004
7) 貝谷久宣：社交不安障害検査 実施の手引. 金子書房, 東京, 2009
8) 巣山晴菜, 横山知加, 小松智賀ほか：不安うつ病尺度の開発と信頼性・妥当性の検討. 行動療法研究 **39**：87-97, 2013
9) 巣山晴菜, 貝谷久宣, 小川祐子ほか：本邦における拒絶に対する過敏性の特徴の検討：非定型うつ病における所見. 心身医学 **54**：422-430, 2014
10) 横山知加, 小松智賀, 高井絵里ほか：回避性パーソナリティ障害を伴う社交不安症患者の臨床的特徴. 貝谷久宣編, 金剛出版, 2017
11) Kaiya H, Takeda N：Sulpiride in the treatment of delusional depression. *J Clin Psychopharmacol* **10**：147, 1990
12) 貝谷久宣：神経科精神科・古参医の戯言 第12回 「不安・抑うつ発作」発見の歴史（9）拒絶過敏性. 精神療法 **41**：115-124, 2015
13) 貝谷久宣：神経科精神科・古参医の戯言 第12回 「不安・抑うつ発作」発見の歴史（1）不安・抑うつ発作概説. 精神療法 **39**：108-112, 2013
14) 貝谷久宣, 土田英人：PART6/うつ病の併存（comorbidity）からデュロキセチンの位置づけ 不安障害に併存するうつ病の特徴. デュロキセチンのすべて. 村崎光邦監, 小山司, 樋口輝彦編, 先端医学社, 東京, 2015, pp.178-185
15) Kaiya H：Anxious-Depressive Attack―An Overlooked Condition A Case Report 不安・抑うつ発作―見過されていた症候群. 不安症研究 **8**：2016
16) 貝谷久宣：神経科・精神科・古参医の戯言 14 「不安・抑うつ発作」発見の歴史（11）不安・抑うつ発作の発症機構と精神薬理学的考察. 精神療法 **42**：557-563, 2016

Part.3 社交不安症の治療ストラテジーとその評価

4. 社交不安症に対する認知行動療法

 はじめに

　認知行動療法（cognitive behavioal therapy：CBT）は，認知行動理論と総称される一般的な心理学原理・行動科学的原理を臨床場面に適用し，さまざまな問題の理解を促進するとともに，問題の改善を直接ねらおうとする演繹的治療法の体系を指している．歴史的には，1940年代から1950年代にかけてその基礎が築かれた行動療法（behavior therapy）に代表される「行動論的アプローチ」と，1950年代から1960年代にかけてその基礎が築かれた認知療法（Cognitive Therapy）や論理療法（Rational Emotive Behavior Therapy）等の「認知的アプローチ」が，1970年代に入って統合され発展してきた[1]．CBTの発展の歴史は，言い換えると，古典的な精神療法にみられるような，パーソナリティや精神的内的過程に着目した「内的モデル」から，社会的，環境的要因に積極的に着目するという「外的モデル」への転換であり，また，認知のように一見内的な過程であっても，それを思弁的に理解しようとするのではなく，実証的に，操作的に事実として確認・理解しようとする発想への転換でもある．

　CBTがうつ病に対する有効な非薬物療法であることは古くから示されてきたが[2]，最近になって，CBTが不安症全般においても治療の第一選択肢となることが明らかにされている．とくに，社交不安症（social anxiety disorder：SAD），全般不安症，限局性恐怖症の治療では，統制条件にくらべ大きな効果サイズをもって有効であり，さらに，強迫症，心的外傷後ストレス障害の治療においても同様に，統制条件にくらべ大きな効果サイズをもって有効であると

指摘されている[3]．また，CBTと曝露療法がSADに対する非薬物治療の第一選択肢となり，複数の選択的セロトニン再取り込み阻害薬（selective serotonin reuptake inhibitors：SSRI），ベンラファキシンによる薬物療法と同様の治療効果が期待できるものであると指摘されている[4]．

CBT は SAD のどこに着目するか

　認知行動理論では，SADの患者さんが示す多様な症状のうち，以下のような4つの症状が病態の中核にあると考えられている．

1）周囲からの否定的評価に対する強い恐れ（fear of negative evaluation）

　SADの患者さんは，自分のおこないや表情が周りからネガティブに評価されているのではないかという非常に強い恐れや不安を感じる．たとえば，人前で話をする，人と会話する，人に意見を述べる，人前で食事をする，人前で字を書く，パーティーやデートといった他者の注目を浴びるかもしれないような場面で，恥ずかしい思いをしたり，人からマイナスにみられたり，緊張していると思われたり，変な人だと思われたりすることに対して，とても強い持続的な恐怖を感じる．実際にはそうでなくても，周りの人は自分のことを，話し方がおかしい，支離滅裂な内容になっている，話しているときの表情や視線がおかしいと思っているに違いないという確信に近い考えを持っていることが少なくない．

2）自分の変化に対する強すぎる注目（attention bias）

　周りからの否定的な評価を受けるのではないかと恐れるとき，多くのケースでは，周りの視線がどこを向いているか，周りの人のしぐさはどうか，自分自身の表情はどうか，緊張しているかどうか，緊張しているが周りの人にはわからないよう普通に振る舞うことができているかどうか，声はきちんと出ているかどうか，といった自分自身と自分に関係すると思われる周りの状況に積極的に，しかも選択的に注目する傾向が強い．そして，自分の様子を「冷静に」見ようとすればするほど冷静でいることができなくなってしまうという悪循環が

みられる．

3）多様な回避行動

怖いと感じる場面や状況を避けようとする傾向（回避行動）が強く，避けられないときには「不安を感じながらも堪え忍ぶ」状態にあることが多い．たとえば，発言を求められるかもしれない会議を休んだり，人と出くわすかもしれない外出を避けたり，視線をそらしたりする．また，さまざまな工夫（特定の持ち物を持つ，あたかもおまじないを唱える等）をすることによって，あらかじめ不安や緊張を下げるための行動（安全確保行動：safety behavior）を習慣的におこなう．恐怖や予期不安のため，あるいは社会的な場面を避けるため，結果として社会機能や対人関係が著しく障がいされている．

4）身体の変化

社会的な場面に出くわすと，動悸，ふるえ，発汗，腹部の不快感や下痢，吐き気，めまい，筋緊張，紅潮（赤面），混乱，窒息感といった不安症状が強く現れる．また，多くの場合，失敗したらどうしよう，マイナスにみられたらどうしようというような「予期不安」を感じ，その結果多くの身体的反応を呈する．

これら4つの特徴は，健康な人でも少なからず身につけているものである．しかし，SADにおいては，それらが健康な生活を脅かすほど顕著であるとともに，改善しないまま経過したときには，半数以上の人が教育，就労状況，家族関係や恋愛関係，交友関係などで不都合を経験しているということも報告されている[5]．

2 SAD症状はどのように形成・維持されているか

上に述べたようなSADの症状の形成と維持を合理的に説明する代表的な認知行動モデルとして，Clark & Wellsによるモデル[6]と，Rapee & Heimbergによるモデル[7]がある．

Clark & Wellsのモデルは，SADの症状である回避行動と心理的苦悩がどの

ように維持されているかを説明しようとしている．それによれば，社会的な文脈で不安を示す人では，社交場面に出くわしたときに3つの考えが活性化されると考える．一つは，自分自身に対する高い要求水準である．たとえば，会話が途切れることは良くない，あるいは，スピーチは流暢におこなわなければならないといった考えがそれにあたる．第二は，高い要求水準を拠り所として自分自身を判断する点である．たとえば，「会話が途切れたら，変な人だと思われるに違いない」や，「もし言葉に詰まったら，私はこの仕事から外されてしまうだろう」といった考えである．こうした考えは，社会的文脈での否定的な結末を過大に予測させてしまう．そして第三に，自分のなかに一貫した傾向を仮定する．たとえば，周りの人の視線や態度のちょっとした変化を感じると，それは，やはり自分は周りから変だと思われているのだと考えるような傾向である．

このような考え方は，結果として，社会的状況に置かれたとき，その状況を危険と判断し，認知面，身体面，行動面での症状を活性化することになる．そして，不安に関連する症状が自分自身の身体感覚や変化に注意を向けさせることになる．

また，恐れているような最悪の結末が起きないよう，あらかじめ安全・安心を手に入れるためにおこなわれる行動は安全確保行動と呼ばれているが，Clark & Wells のモデルでは，安全確保行動も症状を維持させる重要な要因であると考えられている．話をしているときに手が震えていることが周囲にわからないようにするためにマイクやグラスを両手で持ったり，話す時間を短くするために意図的に早口で話したりといった行動が安全確保行動の例である．こうした安全確保行動は，その場で急激な安心（不安の減少）を手に入れることができるために習慣化しやすいものの，しばしば生活を妨害するものとなることが多く，適応促進のためには，その修正が必要であると考えられている．

一方，Rapee & Heimberg によって提唱された理論モデルでは，社交不安が強い人は他者からのポジティブな評価を受けることを大切だと判断するだけではなく，他者は自分に批判的であり，周りからネガティブな評価を受けることに敏感であると考える．そして，それまで社交的な場面で自分はどう振る舞ってきたか，周りの人は自分にどのような表情やしぐさをしたか，そして自分のなかでどのような変化があったか（たとえば身体感覚）という体験にもとづい

て作られた「人から見られている自分のイメージ」と,その場で自分が体験している様を比較するなかで,「やはり自分の振る舞いはおかしい」と感じることが不安の引き金となると考える.その場での振る舞いが,周りからポジティブな評価を受けるために必要だと考える基準から外れていると感じると,その感覚はさらに認知・身体・行動的な不安の諸症状を引き起こし,自分に関するネガティブなイメージを確認することになる.ここで悪循環が生じることになる.

これら2つのモデルには,社交不安の強い人は,社会的な場面では,自分と自分を取り巻く状況についてマイナスの強い考えが活性化されるという点に共通点があるといえる.

3 CBTではどのようなはたらきかけをおこなうか

それでは,CBTでは社交不安を改善するために,どのようなはたらきかけをおこなうのだろう.SADに対するCBTには,大きく以下のような治療構成要素が含まれている[8].

1) 自己理解を促進する

社交不安を維持させている要因,不安を感じたときの変化,不安の悪循環等について自己理解を促進する.

2) 不安を感じたときの身体の変化に対応する

リラクセーション法など,不安をコントロールする方法を習得し,不安を感じたときに生じる自律神経機能の変化を自分自身でコントロールすることができるよう指導する.よく用いられる方法として,漸進的筋弛緩法や自律訓練法がある.

3) 不安に伴う考え方を修正する

社会的不適応に影響していると思われる不適切な考え方を修正する練習(認知の修正)をおこなう.上に述べたように,不安が維持されているとき,そこには,「これは絶対できない」とか,「変な人だと思われているに違いない」と

いった考え方の特徴が認められる．こうした非適応的な考え方を変える試みをおこない（認知の再構成），より柔軟で適応的な考え方を身につけることによって不安を和らげる．

また，たとえば，スピーチ場面を録画し，それを見直すことによって自分自身の振る舞い方は考え方の修正を積極的におこなうというビデオフィードバック法などによっても，不安に伴う考え方の修正がおこなうことができる．

4）回避行動を修正する

たとえ不安を感じるできごとや場面に直面しても，そこから逃げ出さなくても大丈夫ということを学習する機会を積極的にもつ（エクスポージャー，曝露療法）．

現実の場面を利用して，あるいは，イメージのなかで，不安を感じる場面のなかに一定の時間とどまってみることによって不安が自然に下がってくる（馴れる）ことを体験し，それをくり返すことによって不安の消去をおこなう．

5）社会的スキルの習得を図る

社会的場面で上手に振る舞うことができるために，自己の感情を適切に表現し，相手にとっても自分にとっても良い結果が手に入るよう，コミュニケーションスキルと社会的スキルの獲得を目指す．モデルの観察やロールプレイを通して，対人場面，社会的場面で受け入れられやすい振る舞いを学習する機会を持ち，適切な自己表現の仕方を学習する機会を提供する．

6）問題解決スキルの習得を図る

将来同じような問題に出くわしたときに，自分が抱えている問題がどのようなものかを明らかにし，いくつかの問題解決策を探索し，その時に適切に問題解決を自らおこなうことができるよう，問題解決のためのスキルの獲得を目指す（問題解決療法と再発予防訓練）．

なお，わが国における認知療法を中心としたSADへの介入の具体的方法については，2016年に日本不安症学会によって改訂・公開された「社交不安障害（社交不安症）の認知行動療法マニュアル（治療者用）」に詳述されている[9]．

おわりに

　CBT は専門的な精神療法である．同時に，行動原理に従って認知と行動の合理的な修正を狙った「生活の知恵」の集積でもある．SAD の発症率が高く，しかも，比較的若年での発症が多いといわれるなか，専門的精神療法として，また，患者さんが生活のなかでおこなうことのできる合理的な生活の工夫として，今後その適切な普及が望まれている．

（坂野雄二）

文献

1) 坂野雄二：認知行動療法の基礎．金剛出版，東京，2011
2) Beck AT, Rush AJ, Shaw BF *et al*：Cognitive Therapy of Depression. NY：Guilford Press（坂野雄二監訳：うつ病の認知療法：新版．岩崎学術出版社，東京，2007）
3) Hofmann S, Asnaani A, Vonk IJ *et al*：The efficacy of cognitive behavioral therapy：A review of meta-analyses. *Cognit Ther Res* **36**：427-440, 2012
4) Bandelow B, Zohar J, Hollander E *et al*：World Federation of Societies of Biological Psychiatry（WFSBP）Guidelines for the Pharmacological Treatment of Anxiety, Obsessive-Compulsive and Post-Traumatic Stress Disorders-First Revision. *World J Biol Psychiatry* **9**：248-312, 2008
5) Schneier FR, Heckelman LR, Garfinkel R *et al*：Functional impairment in social phobia. *J Clin Psychiatry* **55**：322-331, 1994
6) Clark DM, Wells A：A cognitive model of social phobia. In：*Social Phobia*：*Diagnosis, assessment, and treatment*, ed by Guilford Press, NY 1995, pp.69-93
7) Rapee RM, Heimberg RG：A cognitive-behavioral model of anxiety in social phobia. *Behav Res Ther* **35**：741-756, 1997
8) Hofmann SG, DiBartolo PM：*From social anxiety to social phobia*：*Multiple perspectives*. Allyn & Bacon, USA, 2001
9) 日本不安症学会：社交不安障害（社交不安症）の認知行動療法マニュアル（治療者用）．清水栄司監，2016（http://jpsad.jp/files/JSARD_manual_ad.pdf）

Part 3 社交不安症の治療ストラテジーとその評価

5. 社交不安症の回復を目指した治療の組み立て方とその評価

 はじめに

　社交不安症（social anxiety disorder：SAD）は，無治療では症状は遷延し，学業，職業，日常生活といった社会活動への制限が持続する可能性が高い疾患である．また，パニック障害や全般性不安障害といった他の不安障害にくらべても，4年以上と長期間障害がつづくとされる[1]．個々の患者に対して，どのような治療の組み立て方が適切かについて，ここでは，診断，治療選択，効果判定，薬物療法の継続に分け，最新の知見をふまえて概説をおこなう．

 社交不安症という診断

　治療の組み立てにおいて，第一に必要なことはSADであるという診断をすることである．これは当然のことではあるが，併存疾患がある場合に，意外と見落としがちとなる．とくにうつ病と不安障害の合併は頻度が高いことが知られているが，そのなかでもSADは他の不安障害にくらべても，併発されやすい[1]．また，男性においては併存が高いことや，症状出現のエピソードが，うつ病単独や，うつ病と他の不安障害との併存にくらべても早いことが特徴である[2]．米国で18歳以上の4万例以上を調査した疫学調査（National Epidemiologic Survey on Alcohol and Related Conditions：NESARC）[3]では，SADに，何らかの気分障害が併存するのは56.3％であり，逆に大うつ病性障害の診断にSADが併発するのは12.8％であったという．一方で，診断は容易ではない．う

つ病患者における併存疾患の有無を調査した研究[4]では，通常の半構造化面接では，SAD との併存は 2.1％という診断率であったが，SCID を用いて面接をおこなった場合には，32.7％であったと明らかな差［x2＝175.0 OR：22.3〔95％信頼区間（CI）：12.2-40.6〕〕を認めた．また，このうつ病と SAD の併存患者のうち，73.5％は治療を希望しており[4]，SAD の潜在的な治療の対象者は臨床で実感するよりもさらに多いことが推測される．外来において時間の制限があるものの，このような併存疾患があるということを念頭においた診察が必要であり，場合により，待ち時間にリーボヴィッツ社交不安尺度（Liebowitz Social Anxiety Scale：LSAS）-J などを取り入れることも有用といえる．

 2　治療の選択

つぎにどの患者に，どの治療を選択するかについてである．大きく，選択的セロトニン再取り込み阻害薬（selective serotonin reuptake inhibitor：SSRI）を中心とした薬物療法と認知行動療法（cognitive behavioral therapy：CBT）が第一選択となる[5]が，いずれが上回っているかというエビデンスは不十分である．そのため，個々の研究における治療反応性の予測結果について概説する．罹病期間の長さが治療の反応性に影響するかどうかについては，集団精神療法[6]，フルボキサミン[7]，パロキセチン[8]の治療においては影響がなかったという報告があった．CBT においては，うつ状態が強いこと，回避性のパーソナリティ特性が強いこと，また，治療への期待が低いことが反応不良因子であった[9]．心拍数や収縮期血圧が上昇している場合，薬物療法への反応が得られにくかったという研究[10]があるが，再現できなかったという報告[8]もあり，議論の余地がある．アルコールの乱用が併存していることは，tranylcypromine[11]，moclobemide[12]による薬物治療をおこなっても転帰は不良であったという報告があり，その場合には，アルコールに対するアプローチも必要と考えられる．phenelzine と CBT を併用することは，それぞれの単独療法にくらべて効果があったという報告[13]があった．

以上のような報告をふまえると，SAD の薬物アルゴリズム[14]と同様に，まず，SAD であるという診断をおこない，併存疾患の有無を診たてたうえで，

SSRIによる治療を開始することが推奨される．そのなかでCBTへの理解（期待）が高い患者においては早期に導入することが望ましいと考えられる．

3　薬物療法の効果判定

　つぎに，薬物療法の効果判定についてである．エスシタロプラム10～20 mg/日の投与において，最初の1週間でLSASの総得点が10%以上減少するかどうかが，12週間後に35%以上減少させるかどうかと関連があるという報告[15]がある．これは，投与初期から今後の治療予測ができる可能性がある．一方で，パロキセチンの投与8週目においては効果のなかったもののうち，27.7%が12週目において効果が得られたという報告（プラセボ群での改善は8.2%）[8]があり，薬剤の効果判定を急ぎすぎるあまり，頻繁に薬剤変更をおこなうことは望ましくない．

4　薬物療法が効果不十分であった場合

　つづいて，SSRIにて効果がなかった（無効）場合についてである．治療抵抗性の理由として，当然ながらアドヒアランスの不良により，薬物治療が十分量や十分期間ではなくなってしまう可能性がある[16]ため，確認が必要である．また，SADと双極性障害が併発した場合，とくに抑うつ状態のときにSSRIを使用し，これが賦活症候群として，さらに不安感や焦燥感が高まっている可能性も検討が必要である．その場合には保険適用外ではあるが，SADに効果があったというバルプロ酸[17]，ガバペンチン[18]，プレガバリン[19]は検討の余地がある．なお，これらの機序として，いずれもGABAへの作用が考えられている[20]．そのほかに，クエチアピン[21]，オランザピン[22]の効果の報告があり，これらへの変更も検討の余地がある．

　SSRIにて部分効果があった場合には，増強療法を検討する．プロプラノロールや他のβブロッカーの音楽演奏，公衆前での話，面接試験のときなどの頓用使用が効果あったという報告[23]があり，パフォーマンス限局型の場合には頓用としてβブロッカーを使用することも有用であろう．難治性のSADにおいて，

それまでのセルトラリンに，3 mg/日までのクロナゼパム追加がプラセボ群にくらべ効果があったという報告[24]や，ブロマゼパムが効果があったという報告[25]があり，検討の余地がある．しかしながら，治療抵抗性の不安障害における増強療法のメタ解析で効果のあったものはなかったという報告[26]もある．さらに，追加したベンゾジアゼピン系抗不安薬が過鎮静を招き，これによる倦怠感が更なる活動性の低下を招いていないかは適宜判断が必要である．このような点からは，増強療法は漫然とつづけることのないように効果判定をしっかりとおこなったうえで，継続の有無を検討しなければならない．

認知行動療法が効果不十分であった場合

つづいて，CBTに効果がなかった場合である．SADの治療においては，患者と非患者（健康人）のあいだの親密さを増させること，つまり，患者の社会的な帰属意識が重要であるとされる[27]．これは医師，患者というなかだけではなく，実生活の場面に近い形で育む必要がある．メタ解析によって，SADに対する集団認知行動療法（cognitive behavioral group therapies：CBGT）が有効であったという報告がある[28]．通常のCBTに効果がなかった場合において，孤独さの強い患者の場合，集団でのアプローチも選択肢である．

薬物療法の終了時期

SADの寛解としては，LSASにおいて，30点以下がカットオフとして考えられている[29]．わが国においては，日本語版であるLSAS-Jにおいて同様に30点以下が継続した場合を一つの目安として捉えられる．治療の結果，寛解を維持できた場合に，いつまで維持療法をおこなうかという問題がある．20週間のセルトラリン投与により効果のあった群において，そのまま薬剤を継続した場合と，プラセボに振り分けた場合とで，さらに24週の終了時点で寛解を維持していたのが継続群で4%であったが，プラセボでは36%であったという研究[30]がある．また，12週間のパロキセチン投与により効果のあった群において，薬剤継続するかプラセボに振り分けた研究[31]では，24週の時点で再発したのが，継

表1 SADの小精神療法[32]

1）SADは治療可能な病態である（心理教育）
2）今のままでは大変困ってしまうと思われるので，治療者と一緒に日常生活を立て直していこう（動機づけ）
3）しばらくは不安感をうまく手なずけようという気持ちで（不安感の扱い），まずは3ヵ月間一緒に治療をおこなってみよう．効果が感じられるようであれば，少なくとも1年間は治療をつづけてみよう（予想される治療期間を示す）
4）薬物療法は力強い味方になる（薬物に変えられるのではなく手助けに）
5）まずは，日常生活のなかで，できそうなことから（行動）はじめてみよう（階層化）
6）できていることに目を向けよう
7）周囲の人の話をよく聴き，よく見てみよう（自分の身体反応に注意が集中しないように，自分への過剰な観察に陥らないように）
8）治療中，症状に一進一退があるため，一喜一憂しないようにしよう
9）元来，人に気を使えることは長所でもある

続群で14％，プラセボ群で39％，（OR 0.24, 95％CI 0.14-0.43, p＜0.001）であった．以上から，薬物療法で改善が得られたとしても，3〜4ヵ月での中止は，再発のリスクが上がるといえる．そのため，少なくとも6ヵ月程度は継続が必要であるといえる．しかし，それ以上の期間においての再発予防のエビデンスは乏しく，継続期間は個々の状況に応じながら検討していく必要がある．

おわりに

　SADへの治療の組み立て方として，各研究をもとに薬物療法の効果判定，治療反応予測性，また無効時の対応について概説した．SADがありながらも，こうして来院しつづけてくれる患者にとって，もしかすると，われわれ医療者が社会との唯一の交流であるかもしれない．薬物療法，CBTといった大きな枠組みとともに，ここでは割愛したが，SAD研究会の提唱するSADの小精神療法（）[32]などを診察時にふまえながら支持的に接していくことは非常に大切な心構えといえる．われわれは，最近光トポグラフィ（near-infrared spectros-

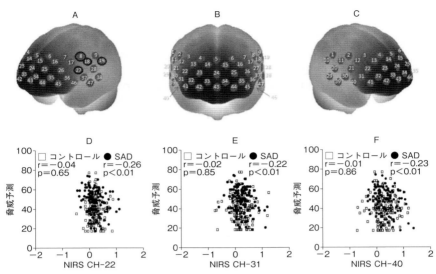

図1 47チャンネルNIRSにおける語流暢試験中のプローブの設定と測定
A：SADの酸素ヘモグロビン濃度は，チャンネル8，18，19，27においてコントロールと比較して有意に増加していた．
D，E，F：右前頭葉にあるチャンネル22，31，40における酸素ヘモグロビンは，DACSの脅威予測と有意な負の相関を示した．

copy study：NIRS）を用いて，語流暢試験をおこなった[33]．語流暢試験は，前頭・側頭葉機能件であるが，SAD患者はコントロールと比較して左前頭葉機能が亢進していた（図1）．また認知機能検査であるDepression and Anxiety Cognition Scale（DACS）の脅威予測は右前頭葉と有意な負の相関が認められた．今後，治療の反応性の予測や病態解明にはNIRSなどの脳画像検査の導入が必要と考える．

（兼久雅之／穐吉條太郎）

文献

1) Hendriks SM, Spijker J, Licht CM et al：Long-term disability in anxiety disorders. *BMC Psychiatry* **16**：248, 2016
2) Adams GC, Balbuena L, Meng X et al：When social anxiety and depression go together：A population study of comorbidity and associated consequences. *J Affect Disord* **206**：48-54, 2016
3) Grant BF, Hasin DS, Blanco C et al：The epidemiology of social anxiety disorder in the United States：results from the National Epidemiologic Survey on Alcohol and Related Conditions. *J Clin Psychiatry* **66**：1351-1361, 2005
4) Zimmerman M, Chelminski I：Clinician recognition of anxiety disorders in depressed outpatients. *J Psychiatr Res* **37**：325-333, 2003
5) Swinson RP, Antony MM, Bleau PB et al：Clinical practice guidelines：management of anxiety disorders. *Can J Psychiatry* **51**（suppl 2）：1-92, 2006
6) Chen J, Nakano Y, Ietzugu T et al：Group cognitive behavior therapy for Japanese patients with social anxiety disorder：preliminary outcomes and their predictors. *BMC Psychiatry* **10**：69, 2007
7) Slaap BR, van Vliet IM, Westenberg HG et al：Responders and non-responders to drug treatment in social phobia：differences at baseline and prediction of response. *J Affect Disord* **39**：13-19, 1996
8) Stein DJ, Stein MB, Pitts CD et al：Predictors of response to pharmacotherapy in social anxiety disorder：an analysis of 3 placebo-controlled paroxetine trials. *J Clin Psychiatry* **63**：152-155, 2002
9) Chambless DL, Tran GQ, Glass CR：Predictors of response to cognitive-behavioral group therapy for social phobia. *J Anxiety Disord* **11**：221-240, 1997
10) Slaap BR, van Vliet IM, Westenberg HG et al：The prediction of response in the anxiety disorders. *Acta Neuropsychiatr* **8**：102-104, 1996
11) Versiani M, Mundim FD, Nardi AE et al：Tranylcypromine in social phobia. *J Clin Psychopharmacol* **8**：279-283, 1988
12) Versiani M, Amrein R, Montgomery SA：Social phobia：long-term treatment outcome and prediction of response-a moclobemide study. *Int Clin Psychopharmacol* **12**：239-254, 1997
13) Blanco C, Heimberg RG, Schneier FR et al：A placebo-controlled trial of phenelzine, cognitive behavioral group therapy, and their combination for social anxiety disorder. *Arch Gen Psychiatry* **67**：286-295, 2010
14) Stein DJ, Baldwin DS, Bandelow B et al：A 2010 evidence-based algorithm for the pharmacotherapy of social anxiety disorder. *Curr Psychiatry Rep* **12**：471-477, 2010
15) Oh KS, Shin E, Ha J et al：Early improvement in one week predicts the treatment response to escitalopram in patients with social Anxiety Disorder：a Preliminary

study. *Clin Psychopharmacol Neurosci* **14**：161-167, 2016
16) Blanco C, Bragdon LB, Schneier FR *et al*：The evidence-based pharmacotherapy of social anxiety disorder. *Int J Neuropsychopharmacol* **16**：235-249, 2013
17) Kinrys G, Pollack MH, Simon NM *et al*：Valproic acid for the treatment of social anxiety disorder. *Int Clin Psychopharmacol* **18**：169-172, 2003
18) Pande AC, Davidson JR, Jefferson JW *et al*：Treatment of social phobia with gabapentin：a placebo-controlled study. *J Clin Psychopharmacol* **19**：341-348, 1999
19) Feltner DE, Liu-Dumaw M, Schweizer E *et al*：Efficacy of pregabalin in generalized social anxiety disorder：results of a double-blind, placebo-controlled, fixed-dose study. *Int Clin Psychopharmacol* **26**：213-220, 2011
20) Jefferson JW：Benzodiazepines and anticonvulsants for social phobia（social anxiety disorder）. *J Clin Psychiatry* **62**（suppl）：50-53, 2001
21) Vaishnavi S, Alamy S, Zhang W *et al*：Quetiapine as monotherapy for social anxiety disorder：a placebo-controlled study. *Prog Neuropsychopharmacol Biol Psychiatry* **31**：1464-1469, 2007
22) Barnett SD, Kramer ML, Casat CD *et al*：Efficacy of olanzapine in social anxiety disorder：a pilot study. *J Psychopharmacol* **16**：365-368, 2002
23) Potts NL, Davidson JR, Heimberg RG：Pharmacological treatments：literature review. In：*Social phobia：diagnosis, assessment and treatment*, ed by Heimberg RG, Liebowitz M, Hope DA *et al*, Guilford Press, New York, 1995, pp.334-365
24) Pollack MH, Van Ameringen M, Simon NM *et al*：A double-blind randomized controlled trial of augmentation and switch strategies for refractory social anxiety disorder. *Am J Psychiatry* **171**：44-53, 2014
25) Versian M, Nardi AE, Figueira I *et al*：Double-blind placebo controlled trial with bromazepam in social phobia. *J Bras Psiquiatr* **46**：167-171, 1997
26) Patterson B, Van Ameringen M：Augmentation strategies for treatment-resistant anxiety disorders：a systematic review and meta-analysis. *Depress Anxiety* **33**：728-736, 2016
27) Meuret AE, Chmielewski M, Steele AM *et al*：The desire to belong：social identification as a predictor of treatment outcome in social anxiety disorder. *Behav Res Ther* **81**：21-34, 2016
28) Barkowski S, Schwartze D, Strauss B *et al*：Efficacy of group psychotherapy for social anxiety disorder：a meta-analysis of randomized-controlled trials. *J Anxiety Disord* **39**：44-64, 2016
29) Mennin DS, Fresco DM, Heimberg RG *et al*：Screening for social anxiety disorder in the clinical setting：using the Liebowitz Social Anxiety Scale. *J Anxiety Disord* **16**：661-673, 2002
30) Walker JR, Van Ameringen MA, Swinson R *et al*：Prevention of relapse in generalized

social phobia : results of a 24-week study in responders to 20 weeks of sertraline treatment. *J Clin Psychopharmacol* **20** : 636-644, 2000
31) Stein DJ, Versiani M, Hair T *et al* : Efficacy of paroxetine for relapse prevention in social anxiety disorder : a 24-week study. *Arch Gen Psychiatry* **59** : 1111-1118, 2002
32) 朝倉聡, 尾崎紀夫, 笠原嘉ほか：SAD 研究会が提唱するわが国における SAD 治療フロー：コンセンサス・ステイトメント. 臨床精神薬理 **12**：773-779, 2009
33) Kawashima C, Tanaka Y, Inoue A *et al* : Hyperfunction of left lateral prefrontal cortex and automatic thoughts in social anxiety disorder : a near-infrared spectroscopy study. *J Affect Disord* **206** : 256-260, 2016

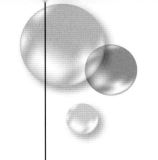

- Part.1 社交不安症の概念と病態的特徴
- Part.2 社交不安症の診断と評価尺度
- Part.3 社交不安症の治療ストラテジーとその評価
- **Part.4 社交不安症と Comorbidity**
- Part.5 社交不安症とエスシタロプラム

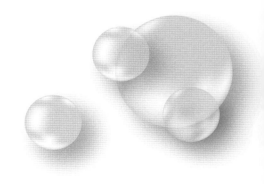

Part 4　社交不安症とComorbidity

1. 気分障害と全般性の社交不安障害（社交不安症）

はじめに

　都会の大学病院，診療所での精神科外来では，非メランコリア型うつ病がほとんどで，薬物療法と休息療法だけで改善するうつ病患者はほとんどみられなくなった．心が傷つき，病んでしまった後は当然，会社を休み，ゆっくりと休息することが必要である．しかし，いざ，復職となると，数日で再び休みはじめることが多い．そして，リワーク頼みとなる．しかし，しっかりと診たて，きっちり治療したあと復職すると，もう，以前のように休むことがなくなるものである．ここでは，一般人口中や臨床例での気分障害の併存率はこれまでの総説に譲り[1]，プロトタイプの1つとして気質（幼少時期の行動抑制）−全般性社交不安障害−回避性パーソナリティ障害−非メランコリア型うつ病を紹介する[2]．

 難治性うつ病はどのようにしてつくられるか

　大学を辞して開業医となり「ガイドライン」の限界を思い知った．診療所ではガイドライン通りに診断，疾患教育，標準的な治療として，効果発現まで少なくとも数週間必要なことを説明し選択的セロトニン再取り込み阻害薬（selective serotonin reuptake inhibitors：SSRI）の漸増を開始すると治療脱落率はきわめて高い（実感としては8〜9割）．そこで，治療開始まで何度も説明することが必要となるが，安易にベンゾジアゼピンを処方してしまうと難治性うつ病の入り口となる[3]．

治療抵抗性うつ病（ここでは難治性うつ病と同義語として扱う）の定義は定かではなく，少なくとも十種類以上ある[4]．しかし，どれもが抗うつ薬，電気けいれん治療など何種類の身体的治療が無効であったことによる[4]．そのなかで Parker ら[5]だけが診たて違い（paradigm failures）を論じている．プライマリケア医または精神科医から治療抵抗性または重症うつ病として紹介された164 例の患者を臨床評価した結果，(1) 18％が双極性障害，(2) 3％が精神病性うつ病，(3) 28％がメランコリア型うつ病，(4) 36％が非メランコリア型うつ病，(5) 主となる精神障害がうつ病以外（49％が不安症，31％がパーソナリティ，5％が摂食障害），(6) 4％が器質性精神障害（脳梗塞など）であった．精神病性うつ病が見落とされていたことはなく，双極性障害のうち気分安定薬が処方されていなかったのが 34％，メランコリア型うつ病の前医の見落としは14％しかなかった．一方，非メランコリア型うつ病であるのにメランコリア型うつ病と診断されていたのが全 164 例中 54 例もあった．オーストラリアの実情から察して，ほとんどがプライマリケア医からの紹介と想像されるが，精神科医の場合，双極性障害やメランコリア型うつ病に敏感で，気分安定薬や三環系抗うつ薬が試されてない難治性うつ病に出会ったことがない．そこで，不安症やパーソナリティが主である非メランコリア型うつ病をどのようにするかが，難治性うつ病治療では重要である．多くの患者さんが「無理矢理にうつ病にして抗うつ薬が処方されたのが納得できなかった」と述べているに一致する．「診たて違い」である．

非メランコリア型うつ病の分類

どのようにして非メランコリア型うつ病を分類すれば良いのであろう．Diagnostic and Statistical Manual of Mental Disorders（DSM）-5 では新たに不安性の苦痛を加えたが，この亜型の有無と抗うつ薬の種類には関連がなかった[6]．そこでパーソナリティにまで目を配る必要がある．Parker と Manicavasagar は[7]，パーソナリティを自記式質問紙により評価し 8 つに分類している．細分化されすぎて直感的には理解できず，あまり引用されずにおわっている．加えて，自我親和的なパーソナリティを自記式評価尺度による把握には限界がある．

パーソナリティを最も的確に把握できているのは，精神療法をおこなっている精神科医・心理士であろう．Westen らは，数百人の精神科医，心理士を対象に，自分が治療している気分変調性障害[8]，パニック症[9]，摂食障害（神経性過食症）[10]のクライエントを評価してもらい，それを分析した．その結果，これら神経症圏の障害では診断横断的に（1）高機能，（2）抑制的/過剰コントロール，（3）感情統制障害の 3 群が見出された．この抑制的/過剰コントロール群に対しては行動療法的アプローチがおこなわれており，次章に紹介する，「幼少時期の行動抑制―全般性の社交不安障害―非メランコリア型うつ病」と理解できる．感情統制障害に対して力動的精神療法がおこなわれていたのと対照的である．

3 幼少時期の行動抑制 －全般性の社交不安障害－非メランコリア型うつ病

このプロトタイプの理解には，この 30 年での社交不安障害（social anxiety disorder：SAD）の概念の拡大，変遷の説明が必要である[11]．いまでも社交不安障害すなわちパフォーマンス恐怖症という見方があるが，現実には対人相互関係への不安がおもな病理と取って代わった．そして，従来はパーソナリティ障害と考えられ，治療困難とされていたものが治療可能となったのである．

社交恐怖（social phobia）という名称での記載は，みられている前で話す，ピアノを弾く，字を書くことを恐れる症例を報告した Janet（1903）[12]がはじめてとされるが，独立した精神障害とされていなかった．それが，1966 年に Marks ら[13]が恐怖の対象が異なれば，男女比や発症年齢が異なることを報告して，1980 年改訂の DSM-Ⅲ[14]で，はじめて社交恐怖として独立した項目になった．このときには恐怖症の 1 つであるとの位置づけで，まだ回避性パーソナリティ障害が除外規定に入っていた．恐怖の対象がほとんどのパフォーマンスや社交状況に及ぶ場合は「パーソナリティ障害」であり，「社会技能訓練」が適応とされた．それが，1985 年に Liebowitz ら[15]が「それまで行動療法家にしか知られていない不安症」として「無視されてきた不安症，社交恐怖」という総説を発表し状況は一変した．ほとんどの社交場面を恐れる全般性の社交恐怖も，DSM-Ⅲまでの社交恐怖と変わらないことを報告したからである．その結果，

1987年改訂のDSM-Ⅲ-Rでは全般性SADが含まれ，回避性パーソナリティ障害の除外規定がなくなった．それが，2013年のDSM-5の改訂では，SADと名称も変更され，DSM-Ⅲまでの社交恐怖に近い部分がパフォーマンス限局型（performance-only）の新しい亜型に追いやられ，全般性の亜型が廃止された[16]．このパフォーマンス限局型は，0.3〜3.5%とSAD全体のなかできわめて少数派で[11)17)]，対人相互関係への不安がSADのおもな病理ととって代わってしまった[11)18)]．

このようにSADの概念が拡大した結果，うつ病をはじめとしてきわめて多くの精神障害が併存するようになった．しかし，その併存症のなかでSADが最も時間的に早期に発症することが多いことから，SADを基盤とした社交不安スペクトラムが提唱されるようになった[19]．

SADの基本的な精神病理，プロトタイプとはなんであろう．典型的な全般性SADでは，幼少時期に行動抑制（childhood inhibition）という気質を有する[20]．Kagan[20]は，生後4ヵ月にアルコール綿を嗅がせるなどの刺激に高反応で恐がりの気質をもった赤ちゃんは，21ヵ月で見知らぬ女性や物体に驚き，31ヵ月に普通でない服装をした見知らぬ女性を恐がり，そして7歳，11歳とつづく息の長い縦断研究において，その気質が継続することを明らかにした．そして，この幼少時の行動抑制が，その後の不安症発症の危険因子であることがわかってきた．全般性SAD（generalized SAD）では，図1，図2[21]に示す通り，幼少時から行動抑制（childhood inhibition）とよばれる「怖がり」の気質を有し，青年期に至っても，その「怖がり」の気質を有しつづけ，親密な仲間関係（peer group）を築くより回避に向かい出し，その結果，対人相互関係への不安を強め，全般性SADとなる．しかし，この時点で受診に至ることはまれで，うつ病[2]や摂食障害[22]，果てはひきこもり[23]となり受診に至る．思い返せば，「同級生」「同僚」との対人相互関係が苦手であることは，わが国では対人恐怖の時代から指摘されていた[24]．このようなプロトタイプの把握が重要なのは，目立ちたがり屋のパフォーマンス恐怖症との区別が必要であるからだ．幼少時期の行動抑制を有さず，仲間間でも遠慮ではなく，目立つことを望んでいる場合，このプロトタイプには合致しないからだ．

まずは，図1や図2に示す通り，受診理由の抑うつ症状ではどうにも経過説

Part. 4 社交不安症と Comorbidity

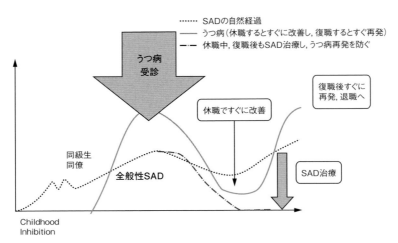

図1 全般性SAD（社交不安障害）から休職を繰り返すサラリーマンのつながり

（永田利彦, 2010[2]）より引用）

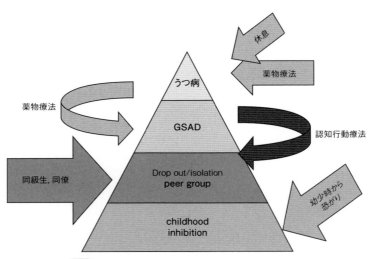

図2 全般性SAD（社交不安障害）の成り立ち
GSAD：generalized social anxiety disorder

（永田利彦, 2011[21]）より引用）

明しきれないことに気がつくことである．それに気がつかず，薬物療法と休息療法をおこなえば，ストレスである対人場面から逃避できるので，抑うつ症状は急速に改善するが，対人相互関係の困難はそのままである．そこで，復職すると，対人相互関係の困難から再び，抑うつ症状が悪化し，再休職，退職に至ってしまう．治療側も，難治性うつ病として，SADへの有効性が証明されていない三環系抗うつ薬への変薬や炭酸リチウムによる増強療法などおこない，文字通り，難治性うつ病を作り出してしまう結果となる．診たて違いである．

4 隠れた全般性SAD（社交不安障害）を見出す

　ところが，スピーチ恐怖症のように明確な症状ではなく，対人相互関係に対する漠然とした不安である全般性SADでは，従来通りのメランコリア型うつ病の症状を捉えようとする診察の進め方では見過ごしてしまう．Zimmermanら[25]は，Rhode島病院精神科を受診した非精神病性の抑うつ患者を普通通りに診察した610例と半構造化面接を用いて診断した300例で，不安症の診断率がどの程度異なるかを調査した．通常の診察ではパニック症が8.1％，心的外傷後ストレス障害が7.7％，全般不安症が6.7％，強迫症が3.3％とつづきSADはわずか2.1％しかなかった．ところが半構造化面接による診断ではSADが32.7％と最も多く，つぎの全般性不安症の20.0％よりはるかに高い診断率であった．また半構造化面接でSADと診断されたうち，73.5％がその治療を希望した．この様に精神科医であっても見抜けない，いまだに無視されつづけている精神障害なのである．半構造化面接は非常に時間がかかり，日常臨床では不可能である．不安症診療に自信がもてない場合，自記式質問紙の活用が望まれる[26]．

5 対人相互関係に注目した認知行動療法アプローチ

　パフォーマンス恐怖症では，発汗，振るえといった身体症状が相手に察知されるのを恐れ，回避する．一方，全般性のSADでは，1対1の対人相互関係への不安が深い．はたらいている人にとって，朝礼で話すのは，月に1回あるかないかであるが，対人相互関係は朝から晩までつづき，日常生活に深刻な影響

を及ぼしている．相手に嫌われることを恐れおののき，つねに相手に嫌われないように細心の注意を払っている．細心の注意を払っていて嫌われるはずがないという他者視線など，より対人相互関係に特化した認知行動療法が有効である．そこが，集団認知行動療法より個人認知行動療法が有効な理由である．

おわりに

不安症に伴ううつ病は，従来，「神経症性うつ病」とされ，臨床家にとって苦手意識の強い分野であった．たしかに，薬物療法，傾聴，共感，休息療法だけでは寛解に至りにくく，幼少時からの行動抑制や同僚との対人相互関係に注目した治療が必要である．だからといって「神経症性うつ病」を「内因性うつ病」や「躁うつ病」として身体的治療を尽くすことは，SAD治療にエビデンスのない治療をおこなうことにつながり，難治性うつ病を作り上げることになりかねない．

精神科臨床は世界的な社会構造の急速な変化に伴う病像の変化と向き合う必要に迫られ，今一度，診たてが重要となってきている．

（永田利彦）

文献

1) 永田利彦：全般性社交不安障害の登場：いまだ，うつ病の陰に隠れ．*Bulletin of Depression and Anxiety Disorders* **8**：3-5，2010
2) 永田利彦：社交不安障害（SAD）を再考する．現代のうつ病と社交不安障害（SAD）．臨床精神薬理 **13**：723-730，2010
3) Parker GB, Graham RK：Determinants of treatment-resistant depression：the salience of benzodiazepines. *J Nerv Ment Dis* **203**：659-663, 2015
4) Souery D, Pitchot W：In. *Definitions and Predictors of Treatment-resistant Depression, Treatment-resistant depression*, ed by Kasper S, Montgomery SA Chichester, Wiley-Blackwell, West Sussex：Ames, Iowa, 2013, pp.1-20
5) Parker GB, Malhi GS, Crawford JG *et al*：Identifying "paradigm failures" contributing to treatment-resistant depression. *J Affect Disord* **87**：185-191, 2005

6) Arnow BA, Blasey C, Williams LM et al : Depression subtypes in predicting antidepressant response : a report from the iSPOT-D Trial. *Am J Psychiatry* **172** : 743-750, 2015
7) Parker G, Manicavasagar V : *Modelling and managing the depressive disorders : a clinical guide.* Cambridge University Press, New York, 2005
8) Huprich SK, Defife J, Westen D : Refining a complex diagnostic construct : subtyping dysthymia with the shedler-westen assessment procedure-II. *J Affect Disord* **152-154** : 186-192, 2014
9) Powers A, Westen D : Personality subtypes in patients with panic disorder. *Compr Psychiatry* **50** : 164-172, 2009
10) Westen D, Harnden-Fischer J : Personality profiles in eating disorders : rethinking the distinction between axis I and axis II. *Am J Psychiatry* **158** : 547-562, 2001
11) Nagata T, Suzuki F, Teo AR : Generalized social anxiety disorder : a still-neglected anxiety disorder 3 decades since Liebowitz's review. *Psychiatry Clin Neurosci* **69** : 724-740, 2015
12) Janet P : *Les obsessions et la psychasthénie.* Félix Alcan, Paris, 1903
13) Marks IM, Gelder MG : Different ages of onset in varieties of phobia. *Am J Psychiatry* **123** : 218-221, 1966
14) American Psychiatric Association : *Diagnostic and statistical manual of mental disorders, 3rd edition,* American Psychiatric Press, Washington DC, 1980
15) Liebowitz MR, Gorman JM, Fyer AJ et al : Social phobia. Review of a neglected anxiety disorder. *Arch Gen Psychiatry* **42** : 729-736, 1985
16) American Psychiatric Association : *Diagnostic and statistical manual of mental disorders, 5th edition,* American Psychiatric Publishing, Washington DC, 2013
17) Crome E, Grove R, Baillie AJ et al : DSM-IV and DSM-5 social anxiety disorder in the Australian community. *Aust N Z J Psychiatry* **49** : 227-235, 2015
18) Stein DJ, Ruscio AM, Lee S et al : Subtyping social anxiety disorder in developed and developing countries. *Depress Anxiety* **27** : 390-403, 2010
19) Schneier FR, Blanco C, Antia SX et al : The social anxiety spectrum. *Psychiatr Clin North Am* **25** : 757-774, 2002
20) Kagan J : *The human spark : the science of human development.* Basic Books, NY, 2013
21) 永田利彦 : いまだ「うつ病」に隠れる全般性の社交不安障害. 日本サイコセラピー学会雑誌 **12** : 41-47, 2011
22) 永田利彦, 山田恒, 村田進哉ほか : 摂食障害における社会不安障害. 精神医学 **49** : 129-135, 2007
23) Nagata T, Yamada H, Teo AR et al : Comorbid social withdrawal (hikikomori) in outpatients with social anxiety disorder : clinical characteristics and treatment response in a case series. *Int J Soc Psychiatry* **59** : 73-78, 2013

24) Nagata T, Matsunaga H, van Vliet I *et al*：Correlations between the offensive subtype of social anxiety disorder and personality disorders. *Psychiatry Clin Neurosci* **65**：341-348, 2011
25) Zimmerman M, Chelminski I：Clinician recognition of anxiety disorders in depressed outpatients. *J Psychiatr Res* **37**：325-333, 2003
26) Nagata T, Nakajima T, Teo AR *et al*：Psychometric properties of the Japanese version of the Social Phobia Inventory. *Psychiatry Clin Neurosci* **67**：160-166, 2013

Part 4　社交不安症と Comorbidity

2. 他の不安症と社交不安症

 はじめに

　社交不安症（social anxiety disorder：SAD）は，他者に注目される状況に対する，顕著で強烈な恐怖や不安を特徴とする[1)2)]．通常 SAD 患者は，そのような社会的状況において，身体的な不安症状（赤面，震え，発汗，言葉に詰まるなど）を伴って，他者から否定的に評価されること（ばかだ，退屈だ，卑怯だ，好きでない，汚いなど），また他人に迷惑をかけ拒絶されることを恐れている．SADと診断される場合，そのような社交的状況において，ほぼ例外なく恐怖や不安が誘発されている必要があり，否定的結末に関する過剰で過大な評価によって，それに曝露されることへの予期不安，あるいは著しい回避行動が認められる．加えて，このような状態が6ヵ月以上持続していること，臨床的に有意な苦痛，そして日常生活や社会的機能，活動，対人関係などの重要な領域における機能的障害が生じていることが診断上必須である．

　SAD の米国における12ヵ月有病率は約7％，成人における12ヵ月有病率は2～5％程度とされ，男女差はない[1)]．発症年齢は8～15歳くらいが一般的であり，成人期における初発は比較的まれである．発症後2～3年のうちに約半数は寛解に至るが，未治療であれば半数以上が数年またはそれ以上にわたり慢性的経過をたどる．SAD が引き起こす心理的苦痛，慢性的な社会的孤立といった生活全般あるいは社会的な機能障害が，若年より長期にわたり遷延すれば，二次的に抑うつ状態，あるいはうつ病（major depressive disorder：MDD）などをしばしばきたす[1)2)]．MDD 以外にも他の不安症や物質使用障害，回避性パーソ

ナリティ障害などがSADと併存しやすい．実際SAD患者が受診に至る場合，SADのみを有しているものは少なく，多彩なcomorbidityを伴いより複雑化した病像のなかで，SADを主要な，あるいは付加的な問題としていることが圧倒的に多い[3]．またより若年でのMDDの併存，あるいは強迫症（obsessive-compulsive disorder：OCD）の生涯罹病などは，SAD患者の発症後より早期での受診行動を促すが[4]，併存する精神疾患が重症で前景となれば，SADは潜在化し，患者自身も訴えず見逃されてしまう場合が少なくない．

ここでは，SADと他の不安症の併存について，その内容や特徴，治療への影響などを中心に述べてみたい．

SADに併存する他の不安症とその影響

SADにおいて，何らかの不安障害，あるいはMDDの併存が高率であることは，1990年代のNational Comorbity Survey（NCS）などにより明らかにされてきた[5]．最近のNCS-Replication（NCS-R）データの二次的解析結果によれば，何らかの不安症診断を有した患者の60％に，他の不安症あるいはMDDの併存がみられ，さらに27％には，3つ以上の疾患の併存が認められた[6]．このなかで，SAD患者にみられた各不安症の生涯有病率は，パニック症（panic disorder：PD）が15.8％，全般不安症（generalized anxiety disorder：GAD）が24.3％，限局性恐怖症（specific phobia：SP）が37.5％であり，心的外傷後ストレス障害（posttraumatic stress disorder：PTSD）（20％）やMDD（46.5％）も高率であった．さらにSAD患者が複数の不安症を有する割合は，GAD＋SPが11.3％，PD＋SPが9.3％，GAD＋PDが6.8％，PTSDを含めれば，PTSD＋SPが10.4％，PTSD＋GADが8.5％，PTSD＋PDが6.0％．MDDを加えると，SP＋MDDが20.6％，GAD＋MDDが17.5％，PD＋MDDが14.3％とされている．

これらのデータからは，実臨床で遭遇するSAD患者の臨床像について，SADに関連した単一的病理や病態のみでの説明がむずかしい場合が少なくなく，MDDや他の不安症のcomorbidityによって多分に修飾され，多様化，複雑化している可能性がうかがえる．とくにこの傾向は，MDDを併存するものでより顕著であり，他の不安症の併存率もさらに高くなる．これについて

Adamsら[7]は,MDDを併存するSAD患者は概して早発で,他の不安症を併存する割合が有意に増大することを指摘している.また彼らによれば,SADを含む複数の不安症やMDDが併存する場合,希死念慮や物質関連障害の出現が高率となり,社会的職業的機能レベルが有意に低下するという.加えて,不安症が複数併存すれば,SADを除く個々の不安症単独の場合にくらべ,不安感受性の高さや回避行動などに伴う機能的問題が有意に遷延し慢性化しやすいとする報告もある[8].さらには,SADの治療プロセスに重大な影響を及ぼし,これは予後不良,あるいは再発の有意な予測因子とされる[9].たとえば他の不安症の併存は,SAD患者のCBTに対する治療抵抗性にかかわり,またGADの併存があれば,MDDの出現が高率となってSADの回復率はさらに低下し,GADを伴わない場合と比較した再発のリスク比は4.15となる[10].

一方,不安症カテゴリー内での疾患相互の併存率の高さは,各疾患間の密接な関連性,あるいは病理病態の共通性を支持するものと考えられる.実際,不安症状の出現には,扁桃核,帯状回といった辺縁系と前頭前野,島皮質にわたる神経回路網がかかわるが,とくに扁桃体機能の亢進がその中心的役割を果たしている[11].これはMDDにおいても同様で,扁桃体は不安症とMDDに共通して関与する脳部位と考えられる.不安や恐怖のネットワーク,および興奮刺激の扁桃体への入力には,グルタミン酸が関与しており,その調整にはGABA系ニューロン,セロトニン(5-HT)系ニューロンが介在している.不安症やMDDに対する選択的セロトニン再取り込み阻害薬(selective serotonin reuptake inhibitors:SSRI)の有効性は,この慢性的投与によって5-HT活性を高めることにより,前頭前野から扁桃体への刺激入力を抑制すること,そして扁桃体に直接SSRIが作用することで,GABAニューロンを活性化してグルタミン酸神経系の抑制が生じ,扁桃体からの不安や恐怖反応の出力が抑制されるものと考えられる.

また不安症全般とMDDでは共通の遺伝的要因の関与が指摘されており[12],環境要因との相互作用により,潜在的脅威といった認知面のバイアス,あるいは回避的行動パターンの形成に関連する可能性がある[13].実際,小児期の不安症は,青年期以降のMDDの出現を有意に予測する[14].さらに幼児期における分離不安症の既往は,PDをはじめとした成人における不安症の出現に有意に

かかわる.たとえば,Brücklら[15]による14〜24歳の1,090例を対象とした4年間の前方視的研究によれば,診断基準を満たす分離不安症の既往があれば,その後の広場恐怖を伴うPD発症のハザード比(HR)は18.1〔95%信頼区間(CI)5.6-58.7〕と最も高くなる.またSP(HR=2.7, 95%CI=1.001-7.6),GAD(HR=9.4, 95%CI=1.8-48.7),PTSD(HR=12.7, 95%CI=3.1-51.8),さらにOCD(HR=10.7, 95%CI=1.7-66.1)なども同様に,幼児期に分離不安症の診断閾値を満たさない場合にくらべ有意に高度であった.この研究では,SAD発症への関与は明らかではなかったが(HR=3.2;95%CI=0.8-12.1),先行する分離不安症は,OCDやPTSDを含む不安症全般の,青年期以降の発症に有意に関連するものと考えられた.しかしながら,双極性障害,アルコール依存などの物質関連障害,あるいは疼痛性障害などの発症にも有意にかかわるとされ,不安症に特異的というより,より広範な精神疾患の発症に影響する可能性がある.また広場恐怖を伴うPDの影響を調整した場合,OCDやPTSDなどの出現への関与はいまだ有意なものであったが,SPやGADなどでは統計的有意に至らなかった.このことから,分離不安症の既往がその後の精神疾患の出現に及ぼす影響には,直接的なものとPDが介在するものがあり,不安症に関しては,後者に該当する場合が少なくないものと考えられる.一方,分離不安症の既往を有する成人の不安症,あるいはMDD患者は,薬物や精神療法への反応性が乏しいとされるが,その背景には安定的な治療関係構築,あるいは維持の困難さがあり,これに焦点をあてた治療介入の必要性が指摘されている[16].

不安症の連続性と今後の展望

このような各不安症間の密接な関連性や共通性,さらには経過中での変遷,あるいは併存などは,分離不安症からGADに至るまでの"anxiety disorder spectrum"という連続性や相互関連の存在を推測させるものである[17].たとえば各不安症をDiagnostic and Statistical Manual of Mental Disorders(DSM)-5[1]にしたがい好発年齢で並べれば,図1のようになり,おのおのの恐怖対象あるいは出現状況は,年齢依存的な特異性で説明できる可能性がある[17].

さらに,各不安症における併存率の高さ,上述したスペクトラムを構成する

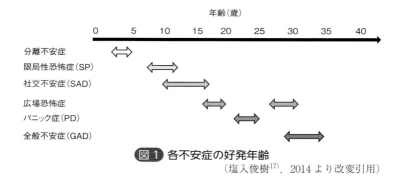

図1 各不安症の好発年齢

(塩入俊樹[17], 2014 より改変引用)

可能性などは，それぞれを疾患単位に分類し categorical に区別することの妥当性，あるいは臨床的有用性に疑問を投じるものでもある[6)11)]．DSM に代表される従来の疾患分類体系では，各精神疾患はおのおのの症候学的特徴を主とした操作的診断基準により定義され，診断閾値を満たすか否かにより，その有無が決定されるが，診断閾値や境界の曖昧さ，閾値下の状態の扱いなど，このプロセスにかかわるさまざまな問題点は従来から指摘されていた．このため DSM-5 では，自閉症スペクトラムや統合失調症スペクトラムの導入など，各疾患の重なりや連続性を，診断に反映する試みがなされている[1)]．また最近では，米国の国立精神衛生研究所 (National Institute of Mental Health：NIMH) が主導し，遺伝学や神経科学，行動科学など，いままでに集積された生物学的研究知見にもとづく biologically-valid framework，すなわち縦軸に研究領域とその下位分類の構成概念〔例：潜在的脅威（不安）〕，横軸に遺伝や神経回路といった解析単位を設定したマトリックスで，精神現象の多角的説明をはかる研究領域基準 (Research Domain Criteria：RDoC) が提唱されている[11)]．この詳細は他を参照されたいが[18)]，精神疾患は複雑な遺伝・環境要因と発達の段階によって説明される脳の神経回路の異常によるという仮説にもとづいている．このように，RDoC は疾患横断的で dimensional な特性を有し，DSM とは相補的なものであり，いずれは研究のみならず，より適切な治療選択の指標となるなどの臨床応用も期待される．

おわりに

　SADにおいて他の不安症の併存は，MDDと並び高率であり，これがSADの臨床像をより複雑化し，生活全般の機能レベルを低下させ，CBTなどへの治療抵抗性にかかわる可能性がある．このような場合の治療についての議論やコンセンサスはいまだ十分とはいえず，これには従来のSADに対する薬物療法やCBTのトライアルの除外基準に，「他の（主たる）精神疾患の存在」が含まれていたことが影響している[6]．しかし実臨床においては，多彩な併存症を有することがより一般的であり，とくに複数の不安症が併存する場合，いずれを主とするかの判断が困難なことも少なくなく，見落しにも注意を要する．このように，他の不安症を併存するSAD患者に適用すべき治療ストラテジーに関しては，今後さらに検討が必要である．たとえば，SSRIはSADを含む不安症全般の第一選択的治療であるが，なかでもSADの適応を有するエスシタロプラムは，亢進した扁桃体機能を短期的投与で正常化させるという報告など[19]，不安や緊張に対してより高い有効性が期待される[20]．また併存する不安症の特性や精神病理，SADとの相互作用，あるいは機能的問題による影響（受診行動やアドヒアランスの不良化など）への配慮と対応が重要となる．すなわち，「まず何をターゲットとすべきか」といった優先度の決定など，個々の病像に合わせたオーダーメイドで多角的な治療的アプローチが不可欠になるものと考える．

付記

本項には，平成27-28年度科学研究費補助金（No.15K09845）を一部用いた．

（松永寿人/塩入俊樹）

文献

1) American Psychiatric Association: *Diagnostic and Statistical Manual of Mental Disorders, 5rd edition*, American Psychiatric Association, Washington DC, 2013
2) 朝倉聡：社交不安障害の診断と治療．精神経誌 **117**：413-430，2015
3) Farmer AS, Gros DF, McCabe RE *et al*: Clinical predictors of diagnostic status in individuals with social anxiety disorder. *Compr Psychiatry* **55**：1906-1913, 2014

4) Ertekin E, Çelebi F, Koyuncu A et al : Predictors of early or late treatment seeking in patients with social anxiety disorder. *Ann Clin Psychiatry* **27** : 236-241, 2015
5) Lydiard RB : Social anxiety disorder : comorbidity and its implications. *J Clin Psychiatry* **62**（suppl 1）: 17-23, 2001
6) Goldstein-Piekarski AN, Williams LM, Humphreys K : A trans-diagnostic review of anxiety disorder comorbidity and the impact of multiple exclusion criteria on studying clinical outcomes in anxiety disorders. *Transl Psychiatry* **6** : e847, 2016
7) Adams GC, Balbuena L, Meng X et al : When social anxiety and depression go together : a population study of comorbidity and associated consequences. *J Affect Disord* **206** : 48-54, 2016
8) Hendriks SM, Spijker J, Licht CM et al : Long-term disability in anxiety disorders. *BMC Psychiatry* **16** : 248, 2016
9) Mululo SC, Menezes GB, Vigne P et al : A review on predictors of treatment outcome in social anxiety disorder. *Rev Bras Psiquiatr* **34** : 92-100, 2012
10) Bruce SE, Yonkers KA, Otto MW et al : Influence of psychiatric comorbidity on recovery and recurrence in generalized anxiety disorder, social phobia, and panic disorder : a 12-year prospective study. *Am J Psychiatry* **162** : 1179-1187, 2005
11) Rosso IM, Dillon DG, Pizzagalli DA et al : Translational perspectives on anxiety disorders and the Research Domain Criteria construct of potential threat. In : *Anxiety disorders : translational perspectives on diagnosis and treatment*, ed by Ressler KJ, Pine DS, Rothbaum BO : Oxford University Press, New York, 2015, pp.17-29
12) Guffanti G, Gameroff MJ, Warner V et al : Heritability of major depressive and comorbid anxiety disorders in multi-generational families at high risk for depression. *Am J Med Genet B Neuropsychiatr Genet* **171** : 1072-1079, 2016
13) Lau JY, Hilbert K, Goodman R et al : Investigating the genetic and environmental bases of biases in threat recognition and avoidance in children with anxiety problems. *Biol Mood Anxiety Disord* **2** : 12, 2012
14) Starr LR, Stroud CB, Li YI : Predicting the transition from anxiety to depressive symptoms in early adolescence : negative anxiety response style as a moderator of sequential comorbidity. *J Affect Disord* **15** : 757-763, 2016
15) Brückl TM, Wittchen HU, Höfler M et al : Childhood separation anxiety and the risk of subsequent psychopathology : results from a community study. *Psychother Psychosom* **76** : 47-56, 2007
16) Milrod B, Markowitz JC, Gerber AJ et al : Childhood separation anxiety and the pathogenesis and treatment of adult anxiety. *Am J Psychiatry* **171** : 34-43, 2014
17) 塩入俊樹：不安障害の早期徴候と治療・対応．重症化させないための精神疾患の診方と対応，水野雅文編，医学書院，東京，2014，pp.146-160
18) 橋本亮太：Research Domain Criteria（RDoC）の立場から未来への展望．精神科診断

学 **9**：53-58，2016
19) Godlewska BR, Norbury R, Selvaraj S *et al*：Short-term SSRI treatment normalises amygdala hyperactivity in depressed patients. *Psychol Med* **42**：2609-2617, 2012
20) Boulenger JP, Hermes A, Huusom AK *et al*：Baseline anxiety effect on outcome of SSRI treatment in patients with severe depression：escitalopram vs paroxetine. *Curr Med Res Opin* **26**：605-614, 2010

Part 4 社交不安症と Comorbidity

3. その他の疾患と社交不安症
― アルコール使用障害（依存・乱用），摂食障害など ―

 はじめに

　全米でおこなわれた有名な疫学調査である National Comorbidity Survey（NCS）によると，社交不安症（social anxiety disorder：SAD）は，うつ病，アルコール使用障害（依存・乱用）につぎ，3番目に多い精神疾患とされ，その生涯有病率は 12.1％ とされている[1]．この値は他の疫学研究等においても同様に十数％と，いずれも高値である[2]～[4]．さらに，SAD の併存症（comorbidity）の多さも問題である．Composite International Diagnostic Interview（CIDI）を用いた研究では，SAD 患者の 62.9％ で生涯に少なくとも1つの他の精神疾患の診断基準〔Diagnostic and Statistical Manual of Mental Disorders（DSM-Ⅳ）〕を満たすとされる[1]．したがって，有病率の高い SAD の併存症の知識を得ることは，臨床的にとても重要である．

　これを受け本書では，「Part 4 社交不安症と Comorbidity」という章が設けられた．そしてここでは「その他の疾患と社交不安症」とのタイトルで，SAD に併存するアルコール症〔＝アルコール使用障害（alcohol use disorder：AUD）〕と摂食障害（eating disorder：ED）について，最近の知見をもとに述べる．なお，著者らは 2005 年に同様のテーマにて総説[5]をまとめているので，参考にされるとさらに理解が深まるものと思われる．

アルコール使用障害と SAD

　SAD と AUD は頻回に併存する[6)7)]．初期研究では，SAD は他の精神疾患とくらべ，2倍以上 AUD の発症率が高い[8)]，あるいは SAD の併存によりアルコール依存症の 12 ヵ月有病率は 2.3 倍，生涯有病率は 2.7 倍に上昇すると報告されている[9)]．

　Diagnostic and Statistical Manual of Mental Disorder（DSM）-5 によると，SAD の発症年齢の中央値は 13 歳，8〜15 歳の間に SAD の 75％が発症し，一方で AUD の発症年齢は 10 歳代後半から 20 歳代前半を頂点とし，大多数は 30 歳代後半までに発症するという[10)]．つまり，発症は SAD が先行することがほとんどであり[11)]，SAD→AUD という一方通行の図式が成り立つ（ちなみに，次項の ED と SAD との関係性では，ED→SAD と SAD→ED の双方が想定される）．したがって，両者の併存研究では，SAD 患者あるいは社交不安のある者を対象として，AUD の併存率をみていくのが主流であり，このような前方視的な研究によって，臨床的に非常に有用なデータが示されている．

　もちろん，アルコールに関連した患者を対象者として SAD の併存率を調べる研究も 1990 年代後半にはおこなわれており，アルコールの問題で受診をする患者の約 15〜20％に SAD が併存するとした報告[12)13)]や，非受診群においても男性の 11％，女性の 24％に SAD とアルコール乱用の両診断がつくという報告[14)]がある．しかしながら，以降の論文については，SAD→AUD という前提のもとに SAD あるいは社交不安の側から話を進める．

1) アルコール使用障害と SAD の併存率

　43,093 名を対象とした全米アルコール関連障害疫学調査（National Epidemiologic Survey on Alcohol and Related Condition：NESARC）によると，SAD 患者の AUD 生涯有病率は 48.2％とされ[15)]，この値は，米国の一般人口のアルコール乱用および依存の生涯有病率（それぞれ 12.2％と 5.4％）にくらべて非常に高い．また上述の NESARC によると，SAD 患者の AUD 12 ヵ月有病率も 13.1％と一般人口の 8.5％よりも高率という[16)]．この両者の関連性は前向き研究にとっても支持されている．たとえば，Buckner ら[17)]は，平均 16.6 歳の高校生を

26歳までフォローし，16歳時に社交不安を認めた生徒の26％が，26歳までにAUDに発展したという（SADの診断のない生徒では8.5％）．このことから彼らは，SADはAUDの発症危険因子として重要かつ特異的であると結論付けている[17)18)]．さらに彼らは，SADとAUDの併存によって，SADのみの場合とくらべて，相互的な社会的支援が障害され，同僚や親類関係でのストレスが増加し，医療施設の利用が増え，更なる精神保健上の診断が加わる可能性が高くなるとしている[18)]．最近，Blackら[19)]も，12〜18歳のコミュニティーの若者220人と臨床例568人の合計788人を対象として，SADとAUDに関する症状の有無を対象者が25歳になるまで継続的に調査し，SADの既往のない者にくらべて約2倍重篤なAUD症状が認められやすいとしている．ちなみに，性差については，女性SAD患者の方が男性患者よりもAUDの併存率が高いことが示されている[14)]．

以上より，SAD患者のAUD併存率は一般人口にくらべ非常に高く，その傾向は女性患者で強い可能性がある．そして，両者の併存によって疾患は重症化し，社会機能も著しく低下するのである．

2）SAD患者がアルコールを使用する理由：3つの仮説を中心に

周知の通り，SADとAUDの関連性を調べるためには飲酒動機が重要であり，それらを明らかにすることは，より適切なアルコールスクリーニングツールの作成，さらにはSAD患者における予防的介入やAUD治療にも効果的である．

SAD患者の飲酒理由としては，まず，Conger[20)]が提唱した緊張減弱仮説（tension-reduction theory：TRT）がある．この理論は，社交不安のある者では，慢性的な負の感情状態の処理を手助けする方法の1つとしてアルコールを使用するために，アルコール関連の障害を受けやすいとするものである[11)]．最近の前方視的疫学研究でも，社交不安と飲酒の問題が怒りや悲しみといった陰性感情と関連していることが示されている[19)]．ちなみに，AUDの脆弱性に関連した社交不安の特徴は，ジロジロ見られること，つまり凝視であるとされている[21)]．

しかしながら，TRTは"緊張"の定義が曖昧（不安だけでなく，他の陰性感情状態も含む）であったり，緊張が生じる特異的な状況あるいはアルコールの

緊張減弱効果には個人差があることを考慮していないために批判を受け，新しいモデルが提唱された．それが，ストレス反応減弱（stress response dampening：SRD）モデルである[22]．SRDモデルは，古典的なTRTを拡張する形で，ストレスフルな状況に対するさまざまな（身体的および精神的）反応を弱めるために飲酒をすると具体的に言及している．つまり，予期不安や不安を誘発する状況またはストレスフルな状況を経験する際にアルコールは消費されるのである．このモデルに従うと，ストレス誘発性の出来事や状況の前あるいは最中に飲酒をした場合に，アルコールの抗不安作用は最も効果的ということになる[22]．このSRDモデルのTRTからの1つの進歩は，特異的なストレス誘発性の状況をはっきりと検討した点にある．SAD患者の場合，これらの出来事や状況がすなわち，社交的なふれあいや社交状況におけるパフォーマンスである．さらにもう1つの進歩は，アルコールのSRD効果には個人差があることを明確に認めたことである．したがって，社交不安のある者はない者にくらべてSRD効果が高いことが容易に予想されよう．つまり，SRDモデルでは，病的な社交不安が存在するSAD患者では，社交状況においてアルコールをより多く，より頻回に利用するということである．

1985年，Khantzian[23]は自己治療仮説（self-medication hypothesis：SMH）を提唱した．この仮説では，TRTにその端を発し，SRDモデルとも類似したもので，薬物（この場合アルコール）がもつヒトの精神に及ぼす効果によって，ある者にはその薬物に対する依存形成が導かれることを本質的に論じている[24]．具体的には，おもな3つの仮定からなっている．すなわち，①多様な心理的症状（例：社交不安）は薬物（＝アルコール）使用に関する問題の前から発現していること，②薬物がその症状を一時的に抑えること，そして③そのような負の症状の一時的な抑制によって，持続的かつ問題のある使用に進展してしまうことである[25]．この理論の，以前の2つとくらべた最大のアドバンテージは，その適応の広さにあるといわれている[24]．この仮説をSADとAUDの併存ケースに当てはめると，SAD患者では病的な社交不安があり，それはとくに社交状況で悪化する．アルコールは，さまざまな社交状況で生じる不安・緊張症状（動悸，手の震え，発汗，紅潮等の身体症状も含めて）を弱めるが，この不安の減弱が患者により強くアルコールを求めさせる，ということにな

る[25)26)]. 前述の NESARC の疫学研究によると，SAD の約 2 割の患者で自己薬物治療がなされているという[27)].

一方，前述の Black ら[19)]の若者を対象とした研究では，社交不安と飲酒の問題は，上記の SMH だけでなく，少なくとも部分的には親密な人間関係における状況（例：性交前等）とも関連しており，そのため積極的な気分や社交性を高めるために飲酒を引き起こすと報告している．また最近の総説によると，SAD 患者においても，飲酒は単に陰性感情を改善させるためではなく，必要とされる新たな行動的可能性（例：友人をみつける等）をサポートするために用いられるという[28)]．実際，大学生の 20～30％が AUD であるとする英国の疫学研究もある[29)]．さらに，社交的脅威（social threat）がアルコールのある状況（例：パーティー，祝賀会，会議等）で生じやすいという事実も，社交不安をもつ者のより好ましいコーピング行動[30)]としてアルコール使用が誘発されている可能性を示唆しており[24)31)]，重要な視点であろう．同様に，AUD の治療を求めている患者を対象とした研究においても，SAD の併存のある者ではない場合とくらべ，社交性を改善し，機能を向上させるためにアルコールに頼る傾向が顕著で，そのためにうつ病等を含めた更なる精神科的問題を生じてしまう可能性が高いことがわかっている[32)]．ある研究では，SAD 患者が飲酒後に話し相手とより長く話すようになり，一方ではその話し相手も SAD 患者に対してよりポジティブな社会的行動を取るようになるという[33)]．つまり，SAD 患者はアルコールを飲むことによって自他共に認めるよりポジティブな結果（社会機能の向上）を一時的に得られるわけであり，SAD と AUD の併存は，ある意味，未治療な SAD の自然経過ともいえるかもしれない．臨床家はこれまで以上に十分な注意が必要である．

3）アルコールに頼りやすい SAD 患者とは

Booth ら[34)]は，454 名の若年成人を対象としてアルコール消費量に関連する因子を調査したところ，社交不安が高く，アルコールへのポジティブな期待が大きく，そして報酬への過敏性が高い者では，アルコールの消費量が増すとした．同様に，社交状況での大量飲酒を避けることに自信がなく，社会性を促進させることに対する期待が高い社交不安のある学生ほど，アルコール消費量は

増加するとの報告もある[35]．

　また最近，Butlerら[36]による総説のなかで，彼らはAUDと不安症（anxiety disorder：AD）群を併存しやすくする因子の1つに青年期の社会的孤立をあげ，動物実験のレベルではあるが，社会的孤立によって側坐核のドパミン神経系の前シナプスにおけるドパミントランスポーターの数が増え，電気的刺激やエタノール負荷によるドパミン放出が多くなる等の実験結果を引用し，社会的孤立によって嗜癖に関連する報酬系の神経メカニズムに機能異常が生じる可能性を指摘している．いうまでもなく，社会的孤立はその程度の差こそあれSADに必発する症状である．したがって，社会的孤立の強い者，つまり，DSM-Ⅳでいうところの全般性のSAD患者でAUDが併存する可能性が高いということである．当然の結果であろう．

4）社交不安と飲酒量の関係

　上述したTRT，SRDモデル，そしてSMHと一連の仮説にもとづく社交不安と飲酒に関するエビデンスが蓄積されているにもかかわらず，飲酒の量や頻度と社交不安の関連性についてのデータは，両者が正の相関を示すというものから，逆に負の相関を示すものや関連性がないとするものまであり，必ずしも一致をみていないというのが現状である．というのも，SAD患者は社交状況において必ずしも飲酒をするわけではないからである．確かに，社交不安は陰性感情が存在する状況での飲酒と関連しているが，その状況は必ずしも社交的文脈である必要はない．つまり，社交的文脈における過剰飲酒の結果，恥ずかしい行動をするあるいはコントロールをなくす可能性がある場合，たとえその場が社交状況であっても，SAD患者あるいは社交不安が強い者では必ずしも飲酒はしないのである．むしろ，そのような酒の力を借りなければならない（liquid courage）社交状況に遭遇する前に，一人で陰性感情を処理するために飲酒をする場合も少なくない．最近，Bucknerら[11]は，社交不安と一人飲みの頻度とは有意な正の相関があり，社交状況での飲酒の頻度とは負の相関を示したと報告と報告している．

　やはり，両者が併存している場合に生じてくる発症因子や維持因子を明らかにするためには，ただ単に両者の理論的概念化に別々に焦点を当てるのでは不

十分ということであろう．更なる今後の研究に期待したい．

5）関連研究から：アルコールで脳はどう変わるのか

実験条件におけるSAD患者のアルコールに対する影響を調べてみると，アルコールはSAD患者が大勢の前で話をする（public speaking）際に生じる，中立（neutral）あるいは怒りの表情に対する敵意や拒絶の認知や，怒りの表情に注意を向ける傾向を減弱させることで，パフォーマンスに対する不安を減らすことがわかった[37)〜39)]．一方，健常者ではあるが機能的磁気共鳴画像法（functional magnetic resonance imaging：f-MRI）を用いてアルコールの扁桃体への急性効果を調べたところ，社交的脅威に関連した表情に対して生じる扁桃体の反応（過活動）がアルコールによって減弱することが指摘されている[40)41)]．したがって，アルコールは社交状況でSAD患者が生じる扁桃体の病的過活動反応を抑えているものと思われる．さらに，アルコールはSAD患者の社交的脅威刺激に関する記憶の統合を中断させることによって，脅威に関連した社交的内容に関して潜在記憶を弱めるという[42)]．したがって，アルコールにはSAD患者の病的な認知の歪みやトラウマ的記憶を減弱させる効果があるようである．

摂食障害とSAD

もっともEDに併存しやすい精神疾患は，気分障害とADである[43)]．そしてADのなかでも強迫症（obsessive compulsive disorder：OCD）とSADが最も併存率が高いとされる[44)〜47)]．EDとADの関連性を明らかにするためには，双方向のアプローチ，つまり，ED患者群のAD併存率とAD患者群でのED併存率が必要となる．しかしながら，後者については論文数が少なく，十分な証拠があるとはいえない状況である[48)]．一方，前者でのエビデンスは後者にくらべ十分にあり，その併存率も高い[49)]．以上のような現状を踏まえ，両者の立場からそれぞれの併存率についてまとめてみる．

1）ED患者群におけるAD併存率

初期の研究であるHalmiら[50)]の報告では，ED患者群ではコントロール群

(CG)とくらべ，33.9％と高率にSADを併存するとした（CG：3.2％）．その後のGodartら[51]の研究でも，同様の高い生涯および時点併存率を示し，とくにSADは神経性過食症（bulimia nervosa：BN）の最も併存しやすいADで，その併存率は排出型，非排出型でそれぞれ，36.0％と36.8％（CG：8.1％）であったという．さらに彼らは，神経性やせ症（anorexia nervosa：AN）においてもSADの併存率は高く（ADでは2番目），摂食制限型で37.8％（CG：5.4％），過食・排出型で41.8％（CG：12.7％）であったとしている[51]．同様の結果は地域研究でも報告されており，診断基準を満たすBNで45.5％，BNの部分症状をもつ者で54.5％とCG（15.2％）にくらべ有意に高率であった[52]．さらに翌年彼らは，排出型のBNでは非排出型にくらべてSADの併存率が高いことを示し，BN患者のサブタイプでSADの併存率が異なる可能性を示唆した（排出型：64.7％，非排出型：31.1％）[53]．Hinrichsenら[54]は，114名の女性ED患者を対象にして，ANの88.2％，BNの67.8％と，かなり高率にSADが併存するとし，さまざまなED患者において社交不安のレベルに違いが存在するか否かを，ディメンショナルに検討している．彼らの結果によると，社交不安は，女性，過食・排出型，過食の病理性レベルの高さ，そして解離の程度の高さと正の相関があるという[54]．しかしながら彼らの報告は，質問紙法を用いたものであり結果の解釈には注意が必要である．2004年，Kayeら[55]はEDの遺伝研究で集めたデータ（AN＝97名，BN＝282名，AN＋BN＝293名）を解析し，ED患者の約3分の2（63.5％）で一生のうち少なくとも1つのADが併存し，SADは2番目に多く（1番はOCDで40％），その併存率は20％で，EDの亜系分類の違いでその割合は変わらないとした（AN：22％，BN：16％，AN＋BN：23％）．

しかしながら，すべての研究で同様の結果が出ているわけではない．CGと差がないとする報告[56]もあれば，Bulikら[57]のように，CG（6.1％）とくらべてBNでは30.2％と有意に高かったものの，ANは5.9％と変わらなかったとするものもある．そして彼らは，その理由を典型的なAN患者では社交不安を惹起させるような状況を避けてしまうことをあげ，さらに，ANのSADの併存率の低さは，AN患者に社交不安が欠如しているわけではなく，社会的な接触が欠如しているからだとしている[57]．また，Pallisterら[48]は，この違いについてさらに重要な点を指摘している．つまり，このBulikら[57]の研究ではBN患者が

外来通院中なのに対して，AN 患者群は診療録の後方視的調査であったことである．至極適切な指摘であろう．したがって，比較的エビデンスがあるとされている ED 患者の SAD 併存率についても研究手法のブラッシュアップと統一が必須であろう．

2）AD 患者群における ED 併存率

前述したように，AD 患者の ED 併存率について調べることも重要である．ED として受診した患者に，実は以前より SAD が先行していたという例も考えられるからである．論文自体は少ないが，Wittchen ら[58]は，地域社会サンプルとして 14～24 歳の 3,021 人の男女を対象として，SAD の有病率とその併存症について調べ，SAD 患者の ED 併存率は 15％で，非 SAD 群（2.6％）とくらべ有意に高かったと報告した．しかしながら彼らは，この ED はほとんどが特定不能の摂食障害（eating disorder not otherwise specified：EDNOS），つまり，AN や BN の診断基準を満たしていなかったことから，これらの一群には摂食に関する特異的な精神病理が関連している可能性を指摘している[58]．また，Becker ら[59]は，257 名の女性 AD 患者を対象に自己記入式の質問紙により ED の併存を調べたところ，SAD 女性患者 20％（15 名中 3 名）に ED の併存が認められたとしたが，AN と BN の割合等は示されておらず，そもそも症例数が少なすぎる．

以上より，現時点ではその併存率の程度等にいくらかの相違はあるものの，ED 患者では SAD の併存が高いこと，そして SAD 患者では ED の併存が高い可能性があること，が示唆されていると言っていいだろう[45]．したがって両者には，根底に共有される神経モデルの脆弱性があると考えられ，たとえば，社会における負の評価に対する恐怖が，SAD 患者，ED 患者ともに大きいことが指摘されている[54)60)61]．しかしながら，検討が十分におこなわれているとはいえず，今後更なる研究が待たれる．

 ## おわりに

前述したように，SAD の発症年齢は若いものの[10]，未就学児の SAD 患者と

その併存症との関連は弱いとの報告もあることから[62]，SAD の併存症は SAD 発症後の経過中に併存してくる場合が多いものと思われる．したがって，まず SAD の早期発見と早期治療をおこない，その後の AUD や ED の併発を防ぐことがわれわれ臨床家にとって最も重要なことであり，そのための知識が本書であれば，幸いである．

（塩入俊樹/加藤圭悟）

文献

1) Ruscio AM, Brown TA, Chiu WT et al：Social fears and social phobia in the USA：results from the National Comorbidity Survey Replication. *Psychol Med* **38**：15-28, 2008
2) Degonda M, Angst J：The Zurich study. XX. Social phobia and agoraphobia. *Eur Arch Psychiatry Clin Neurosci* **243**：95-102, 1993
3) Kessler RC, McGonagle KA, Zhao S et al：Lifetime and 12-month prevalence of DSM-Ⅲ-R psychiatric disorders in the United States. Results from the National Comorbidity Survey. *Arch Gen Psychiatry* **51**：8-19, 1994
4) Magee WJ, Eaton WW, Wittchen HU et al：Agoraphobia, simple phobia, and social phobia in the National Comorbidity Survey. *Arch Gen Psychiatry* **53**：159-168, 1996
5) 塩入俊樹：Part 4 合併症を伴った社会不安障害：4 その他の疾患と合併した社会不安障害―アルコール依存症，摂食障害など―．社会不安障害治療のストラテジー，小山司編，先端医学社，2005，pp.89-96
6) Buckner JD, Turner RJ：Social anxiety disorder as a risk factor for alcohol use disorders：a prospective examination of parental and peer influences. *Drug Alcohol Depend* **100**：128-137, 2009
7) Bacon AK, Ham LS：Attention to social threat as a vulnerability to the development of comorbid social anxiety disorder and alcohol use disorders：an avoidance-coping cognitive model. *Addict Behav* **35**：925-939, 2010
8) Davidson JR, Hughes DL, George LK et al：The epidemiology of social phobia：findings from the duke epidemiological catchment area study. *Psychol Med* **23**：709-718, 1993
9) Carrigan MH, Randall CL：Self-medication in social phobia：a review of the alcohol literature. *Addict Behav* **28**：269-284, 2003
10) American Psychiatric Association：*Diagnostic and Statistical Manual of Mental disor-*

ders, 5th edition, American Psychiatric Publishing, Washington DC, 2013（DSM-5 精神疾患の診断・統計マニュアル．髙橋三郎，大野裕監訳，医学書院，東京，2014）
11）Buckner JD, Terlecki MA：Social anxiety and alcohol-related impairment：the mediational impact of solitary drinking. *Addict Behav* **58**：7-11, 2016
12）Merikangas KR, Angst J：Comorbidity and social phobia：evidence from clinical, epidemiologic, and genetic studies. *Eur Arch Psychiatry Clin Neurosci* **244**：297-303, 1995
13）Lépine JP, Pélissolo A：Social phobia and alcoholism：a complex relationship. *J Affect Disord* **50**（suppl 1）：S23-28, 1998
14）Kessler RC, Crum RM, Warner LA *et al*：Lifetime co-occurrence of DSM-Ⅲ-R alcohol abuse and dependence with other psychiatric disorders in the National Comorbidity Survey. *Arch Gen Psychiatry* **54**：313-321, 1997
15）Kessler RC, Berglund P, Demler O *et al*：Lifetime prevalence and age-of-onset distributions of DSM-Ⅳ disorders in the National Comorbidity Survey Replication. *Arch Gen Psychiatry* **62**：593-602, 2005
16）Grant BF, Hasin DS, Stinson FS *et al*：Co-occurrence of 12-month mood and anxiety disorders and personality disorders in the US：results from the national epidemiologic survey on alcohol and related conditions. *J Psychiatr Res* **39**：1-9, 2005
17）Buckner JD, Schmidt NB, Lang AR *et al*：Specificity of social anxiety disorder as a risk factor for alcohol and cannabis dependence. *J Psychiatr Res* **42**：230-239, 2008
18）Buckner JD, Timpano KR, Zvolensky MJ *et al*：Implications of comorbid alcohol dependence among individuals with social anxiety disorder. *Depress Anxiety* **25**：1028-1037, 2008
19）Black JJ, Clark DB, Martin CS *et al*：Course of alcohol symptoms and social anxiety disorder from adolescence to young adulthood. *Alcohol Clin Exp Res* **39**：1008-1015, 2015
20）Conger JJ：Alcoholism：theory, problem and challenge. Ⅱ. Reinforcement theory and the dynamics of alcoholism. *Q J Stud Alcohol* **17**：296-305, 1956
21）Buckner JD, Schmidt NB：Understanding social anxiety as a risk for alcohol use disorders：fear of scrutiny, not social interaction fears, prospectively predicts alcohol use disorders. *J Psychiatr Res* **43**：477-483, 2009
22）Sher KJ, Levenson RW：Risk for alcoholism and individual differences in the stress-response-dampening effect of alcohol. *J Abnorm Psychol* **91**：350-367, 1982
23）Khantzian EJ：The self-medication hypothesis of addictive disorders：focus on heroin and cocaine dependence. *Am J Psychiatry* **142**：1259-1264, 1985
24）Morris EP, Stewart SH, Ham LS：The relationship between social anxiety disorder and alcohol use disorders：a critical review. *Clin Psychol Rev* **25**：734-760, 2005
25）Chutuape MA, de Wit H：Preferences for ethanol and diazepam in anxious individu-

als : an evaluation of the self-medication hypothesis. *Psychopharmacology* (*Ber*) **121** : 91-103, 1995
26) Smail P, Stockwell T, Canter S *et al* : Alcohol dependence and phobic anxiety states. Ⅰ. A prevalence study. *Br J Psychiatry* **144** : 53-57, 1984
27) Robinson J, Sareen J, Cox BJ *et al* : Self-medication of anxiety disorders with alcohol and drugs : results from a nationally representative sample. *J Anxiety Disord* **23** : 38-45, 2009
28) Bulley A, Miloyan B, Brilot B *et al* : An evolutionary perspective on the co-occurrence of social anxiety disorder and alcohol use disorder. *J Affect Disord* **196** : 62-70, 2016
29) Terlecki MA, Buckner JD : Social anxiety and heavy situational drinking : coping and conformity motives as multiple mediators. *Addict Behav* **40** : 77-83, 2015
30) Lehman AF, Myers CP, Corty E : Assessment and classification of patients with psychiatric and substance abuse syndromes. 1989. *Psychiatr Serv* **51** : 1119-1125, 2000
31) Kushner MG, Sher KJ, Beitman BD : The relation between alcohol problems and the anxiety disorders. *Am J Psychiatry* **147** : 685-695, 1990
32) Thomas SE, Thevos AK, Randall CL : Alcoholics with and without social phobia : a comparison of substance use and psychiatric variables. *J Stud Alcohol* **60** : 472-479, 1999
33) Battista SR, MacDonald D, Stewart SH : The effects of alcohol on safety behaviors in socially anxious individuals. *J Soc Clin Psychol* **31** : 1074-1094, 2012
34) Booth C, Hasking P : Social anxiety and alcohol consumption : the role of alcohol expectancies and reward sensitivity. *Addict Behav* **34** : 730-736, 2009
35) Gilles DM, Turk CL, Fresco DM : Social anxiety, alcohol expectancies, and self-efficacy as predictors of heavy drinking in college students. *Addict Behav* **31** : 388-398, 2006
36) Butler TR, Karkhanis AN, Jones SR *et al* : Adolescent social isolation as a model of heightened vulnerability to comorbid alcoholism and anxiety disorders. *Alcohol Clin Exp Res* **40** : 1202-1214, 2016
37) Abrams K, Kushner M, Medina KL *et al* : The pharmacologic and expectancy effects of alcohol on social anxiety in individuals with social phobia. *Drug Alcohol Depend* **64** : 219-231, 2001
38) Stevens S, Gerlach AL, Rist F : Effects of alcohol on ratings of emotional facial expressions in social phobics. *J Anxiety Disord* **22** : 940-948, 2008
39) Stevens S, Rist F, Gerlach AL : Influence of alcohol on the processing of emotional facial expressions in individuals with social phobia. *Br J Clin Psychol* **48** : 125-140, 2009
40) Gilman JM, Ramchandani VA, Davis MB *et al* : Why we like to drink : a functional magnetic resonance imaging study of the rewarding and anxiolytic effects of alcohol.

J Neurosci **28**：4583-4591, 2008
41) Sripada CS, Angstadt M, McNamara P *et al*：Effects of alcohol on brain responses to social signals of threat in humans. *Neuroimage* **55**：371-380, 2011
42) Gerlach AL, Schiller A, Wild C *et al*：Effects of alcohol on the processing of social threat-related stimuli in socially phobic women. *Br J Clin Psychol* **45**：279-295, 2006
43) Hughes EK, Goldschmidt AB, Labuschagne Z *et al*：Eating disorders with and without comorbid depression and anxiety：similarities and differences in a clinical sample of children and adolescents. *Eur Eat Disord Rev* **21**：386-394, 2013
44) Blinder BJ, Cumella EJ, Sanathara VA：Psychiatric comorbidities of female inpatients with eating disorders. *Psychosom Med* **68**：454-462, 2006
45) Swinbourne JM, Touyz SW：The co-morbidity of eating disorders and anxiety disorders：a review. *Eur Eat Disord Rev* **15**：253-274, 2007
46) Javaras KN, Pope HG, Lalonde JK *et al*：Co-occurrence of binge eating disorder with psychiatric and medical disorders. *J Clin Psychiatry* **69**：266-273, 2008
47) Preti A, Girolamo Gd, Vilagut G *et al*：The epidemiology of eating disorders in six european countries：results of the ESEMeD-WMH project. *J Psychiatr Res* **43**：1125-1132, 2009
48) Pallister E, Waller G：Anxiety in the eating disorders：understanding the overlap. *Clin Psychol Rev* **28**：366-386, 2008
49) von Hausswolff-Juhlin Y, Brooks SJ, Larsson M：The neurobiology of eating disorders--a clinical perspective. *Acta Psychiatr Scand* **131**：244-255, 2015
50) Halmi KA, Eckert E, Marchi P *et al*：Comorbidity of psychiatric diagnoses in anorexia nervosa. *Arch Gen Psychiatry* **48**：712-718, 1991
51) Godart NT, Flament MF, Curt F *et al*：Anxiety disorders in subjects seeking treatment for eating disorders：a DSM-Ⅳ controlled study. *Psychiatry Res* **117**：245-258, 2003
52) Garfinkel PE, Lin E, Goering P *et al*：Bulimia nervosa in a Canadian community sample：prevalence and comparison of subgroups. *Am J Psychiatry* **152**：1052-1058, 1995
53) Garfinkel PE, Garfinkel PE, Lin E, Goering P *et al*：Purging and nonpurging forms of bulimia nervosa in a community sample. *Int J Eat Disord* **20**：231-238, 1996
54) Hinrichsen H, Wright F, Waller G *et al*：Social anxiety and coping strategies in the eating disorders. *Eat Behav* **4**：117-126, 2003
55) Kaye WH, Bulik CM, Thornton L *et al*：Comorbidity of anxiety disorders with anorexia and bulimia nervosa. *Am J Psychiatry* **161**：2215-2221, 2004
56) Råstam M, Gillberg IC, Gillberg C：Anorexia nervosa 6 years after onset：Part Ⅱ. Comorbid psychiatric problems. *Compr Psychiatry* **36**：70-76, 1995
57) Bulik CM, Sullivan PF, Fear JL *et al*：Eating disorders and antecedent anxiety disor-

ders : a controlled study. *Acta Psychiatr Scand* **96** : 101-107, 1997
58) Wittchen HU, Stein MB, Kessler RC : Social fears and social phobia in a community sample of adolescents and young adults : prevalence, risk factors and co-morbidity. *Psychol Med* **29** : 309-323, 1999
59) Becker CB, DeViva JC, Zayfert C : Eating disorder symptoms among female anxiety disorder patients in clinical practice : the importance of anxiety comorbidity assessment. *J Anxiety Disord* **18** : 255-274, 2004
60) Ollendick TH, Hirshfeld-Becker DR : The developmental psychopathology of social anxiety disorder. *Biol Psychiatry* **51** : 44-58, 2002
61) Levinson CA, Rodebaugh TL : Social anxiety and eating disorder comorbidity : the role of negative social evaluation fears. *Eat Behav* **13** : 27-35, 2012
62) Franz L, Angold A, Copeland W *et al* : Preschool anxiety disorders in pediatric primary care : prevalence and comorbidity. *J Am Acad Child Adolesc Psychiatry* **52** : 1294-1303, 2013

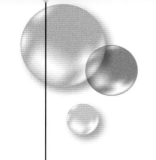

Part.1	社交不安症の概念と病態的特徴
Part.2	社交不安症の診断と評価尺度
Part.3	社交不安症の治療ストラテジーとその評価
Part.4	社交不安症と Comorbidity
Part.5	**社交不安症とエスシタロプラム**

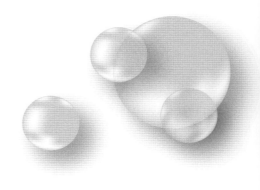

Part 5 社交不安症とエスシタロプラム

1. 社交不安症に対する国内臨床試験

 はじめに

　社交不安症（social anxiety disorder：SAD）の治療については，薬物療法や認知行動療法の有効性が多くのコントロール研究により示されてきている．メタ解析によると選択的セロトニン再取り込み阻害薬（selective serotonin reuptake inhibitors：SSRI）のエフェクトサイズは1.5程度，曝露療法と認知再構成のエフェクトサイズは1.8程度とされる[1]．薬物療法と精神療法の直接の治療効果比較は精神療法の検討では対照群にウェイティングリストを用いるなど薬物療法と検討方法が異なるためむずかしい面もある．一般的には，薬物療法の効果発現は早く，認知行動療法の効果は長くつづくことが指摘されている[2)3)]．治療ガイドラインでは，薬物療法と認知行動療法はいずれもSADの治療として第一選択の治療法として提唱されている[4]．治療法の選択については，個々の患者の状態にあわせてなされることになると思われるが，不安感が強く認知行動療法で用いられるホームワークができにくい場合などは，薬物療法が選択されることが多いかもしれない．わが国では，SADに対する治療薬としてSSRIであるフルボキサミンとパロキセチンが保険適用として認可されていたが，さらにエスシタロプラムが保険適用となった．新たな治療薬が加わることで，薬物療法の選択肢が広がることは意義があることと考えられる．
　今回，SSRIであるエスシタロプラムのSADに対する国内臨床試験を中心にSADの薬物療法について述べてみたい．

表1 国内プラセボ対照二重盲検比較試験の有効性の要点（FAS）

	N	LSAS-J ベースライン	12週	ベースラインからの変化量	プラセボとの比較 プラセボとの差 [95% CI]	p値
ANCOVA（LOCF）						
プラセボ	196	95.3±18.5	72.2±27.4	−23.1±21.4	―	
10 mg/日	198	94.5±18.2	67.6±29.0	−26.9±23.3	−3.9 [−8.3；0.6]	0.089
20 mg/日	193	93.4±17.8	60.7±28.0	−32.6±25.6	−9.8 [−14.5；−5.2]	<0.001
ANCOVA（OC）						
プラセボ	175	94.7±18.3	69.4±26.6	−25.3±21.2	―	
10 mg/日	177	93.5±18.1	63.4±27.2	−30.1±22.4	−4.9 [−9.5；−0.3]	0.035
20 mg/日	171	93.6±17.8	58.4±27.7	−35.2±25.1	−10.1 [−15.0；−5.3]	<0.001
MMRM						
プラセボ	196	95.3±18.5	69.4±26.6	−25.3±21.2		
10 mg/日	198	94.5±18.2	63.4±27.2	−30.1±22.4	−5.0 [−9.5；−0.5]	0.028
20 mg/日	193	93.4±17.8	58.4±27.7	−35.2±25.1	−10.6 [−15.4；−5.9]	<0.001
ANCOVA（LOCF） 1週間以内の中止例を除く						
プラセボ	195	95.2±18.5	72.0±27.4	−23.3±21.4	―	―
10 mg/日	189	94.3±18.3	66.0±28.4	−28.3±22.9	−5.1 [−9.6；−0.7]	0.023
20 mg/日	188	93.6±17.8	60.0±27.9	−33.5±25.3	−10.6 [−15.2；−5.9]	<0.001

Mean±SD
95% CI：95% confidence interval, ANCOVA：analysis of covariance, FAS：full-analysis set, LOCF：last observation carried forward, MMRM：mixed model repeated measures, OC：observed cases

SAD に対するエスシタロプラムのプラセボ対照二重盲検比較試験[5]

わが国での，エスシタロプラムの SAD に対するプラセボ対照二重盲検比較試験は，10 mg/日と 20 mg/日の用量により，12週間でおこなわれた．18～64歳の Diagnostic and Statistical Manual of Mental Disorders（DSM）-Ⅳ-TR で SAD と診断され，Liebowitz Social Anxiety Scale 日本語版（LSAS-J）≥60 かつ Clinical Global Impression-Severity of Illness（CGI-S）≥4 の症例が組み入れられ，プラセボ群196例，エスシタロプラム10 mg/日群198例，エスシタロ

プラム 20 mg/日群 193 例で検討された．

　有効性評価についての要点を 表1 に示す．LSAS-J による有効性の評価によると，observed cases（OC）における analysis of covariance（ANCOVA），mixed model repeated measures（MMRM），1 週間以内での中止例を除く last observation carried forward（LOCF）における ANCOVA では，エスシタロプラム 10 mg/日群，エスシタロプラム 20 mg/日群ともにプラセボ群に対し有意な改善をみせ，全例での LOCF における ANCOVA ではエスシタロプラム 20 mg/日群のみがプラセボ群に対し有意な改善をみせた．重症例（LSAS-J≧100 かつ CGI-S≧6）を除いた例（プラセボ群 164 例，エスシタロプラム 10 mg/日群 160 例，エスシタロプラム 20 mg/日群 160 例），SSRI またはセロトニン・ノルアドレナリン再取り込み阻害薬（serotonin and noradrenaline reuptake inhibitors：SNRI）による前治療がない例（プラセボ群 131 例，エスシタロプラム 10 mg/日群 120 例，エスシタロプラム 20 mg/日群 128 例），SAD 以外の精神疾患の併存がない例（プラセボ群 168 例，エスシタロプラム 10 mg/日群 162 例，エスシタロプラム 20 mg/日群 154 例）では，エスシタロプラム 10 mg/日群，エスシタロプラム 20 mg/日群ともにプラセボ群に対し有意な改善をみせた．いずれの解析でも，エスシタロプラム 20 mg/日群のほうがエスシタロプラム 10 mg/日群より有効性は高かった．

　CGI-Improvement（CGI-I）≦2 を治療反応とすると，エスシタロプラム 10 mg/日群では 48.0%，エスシタロプラム 20 mg/日群では 54.9%であり，プラセボ群での 37.8%と比較し，いずれも有意な治療反応をみせた（それぞれ，$p=0.042$，$p<0.001$）（LOCF）．

　副作用は，プラセボ群で 56.1%，エスシタロプラム 10 mg/日群で 64.1%，エスシタロプラム 20 mg/日群で 65.3%みられた．プラセボ群と比較し≧5%でみられたエスシタロプラム群でのおもな副作用は傾眠，悪心，射精障害であり，副作用の多くは軽度から中等度であった．副作用の重篤性により臨床試験中断となった例は，エスシタロプラム 10 mg/日群，エスシタロプラム 20 mg/日群ともに 1.0%であり，これらではエスシタロプラム中止により，副作用は改善された．

　これらのことから，わが国においても SAD に対する薬物療法としてエスシ

chapter 1　社交不安症に対する国内臨床試験

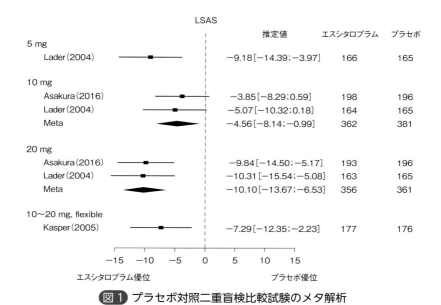

図1 プラセボ対照二重盲検比較試験のメタ解析

タロプラムは有効で安全性，忍容性は高いと考えられた．

 SADに対するエスシタロプラムのメタ解析[6]

　わが国でおこなわれたプラセボ対照二重盲検比較試験以外に，エスシタロプラムについては5 mg群，10 mg群，20 mg群の固定用量[7]，10〜20 mgの可変用量群[8]でのプラセボ対照二重盲検比較試験がおこなわれている．これらの試験のLSASによる有効性のメタ解析結果を図1に示す．わが国での試験を含め3つの試験の合計は1,598例（エスシタロプラム群1,061例，プラセボ群537例）であった．12週間でのエスシタロプラム群のプラセボ群に対するLSAS減少度の差はエスシタロプラム5 mg/日群で−9.2（95%CI：[−14.4；−4.0]，$p<0.01$），エスシタロプラム10 mg/日群で−4.6（95%CI：[−8.1；−1.0]，$p<0.01$），エスシタロプラム20 mg/日群で−10.1（95%CI：[−13.7；−6.5]，$p<0.01$），エスシタロプラム10〜20 mg/日群で−7.3（95%CI：[−12.4；−2.2]，$p<0.01$）

であった．副作用による中断率はエスシタロプラム群で7.2％，プラセボ群で4.3％であった．この海外での臨床試験を合わせたメタ解析の結果からもエスシタロプラムのSADに対する有効性が示されている．

3 SADに対するエスシタロプラムの長期投与試験[9)]

わが国での，エスシタロプラムのSADに対する長期投与試験は10～20 mg/日の可変用量により，52週間でおこなわれた．プラセボ対照二重盲検比較試験同様にLSAS-J≥60かつCGI-S≥4の症例158例が組み入れられた．

52週間エスシタロプラムの投与継続可能であったのは81.0％であった．68.4％は20 mg/日まで増量され，56.3％は20 mg/日で維持可能であった．治療反応率は，LSAS-J≥30％改善を治療反応とすると69.0％，CGI-I≤2を治療反応とすると73.0％であった．有効性評価の要点を表2に示す．副作用は57.6％にみられ，≥10％のおもなものは，傾眠，悪心であった．エスシタロプラムのシトクロムP450 2C19におけるpoor metabolizersはextensive metabolizersと比較し副作用において差はみられなかった．

これらのことから，エスシタロプラムは長期投与においてもSADに対して有効性と安全性，忍容性が認められると考えられた．

この長期投与試験に組み入れられた158例のうち，自分の体の臭い，視線，外見，表情が他の人に嫌な感じを与えており，それは他の人の様子からわかるという確信型対人恐怖の認知症状を認めた例は66例であった．Social Anxiety/*Taijin-kyofu* Scale (SATS)による評価では，確信型対人恐怖の認知症状を認めた例においても改善が認められた．

このことより，エスシタロプラムはわが国で確信型対人恐怖として検討されてきた症例に対しても有効と考えられた．

おわりに

わが国でおこなわれた，エスシタロプラムの臨床試験を中心にSADに対する薬物療法について述べてみた．長期投与試験においても継続率は高く，SAD

表2 国内長期投与試験の有効性の要点（FAS）

	ベースライン （158例）	12週 （141例）	24週 （138例）	52週 （126例）
LSAS-J	95.3±19.5	69.0±25.1	59.9±28.7	49.9±28.0
変化量	—	−26.6±21.5	−35.6±27.2	−44.8±28.8
SATS	23.7±6.9	18.3±8.0	15.9±8.9	12.5±8.7
変化量	—	−5.4±5.7	−7.7±6.7	−11.2±7.6
SATS（確信型対人恐怖の認知症状なし）[†]	20.6±5.0	15.6±6.8	13.1±7.3	10.0±6.6
変化量	—	−5.3±5.0	−7.7±6.2	−10.7±6.2
SATS（確信型対人恐怖の認知症状有り）[‡]	27.9±6.9	22.1±8.0	20.1±9.6	16.0±10.1
変化量	—	−5.6±6.5	−7.8±7.6	−12.0±9.2
CGI-S	4.9±0.9	3.8±1.0	3.3±1.1	2.7±1.1
変化量	—	−1.1±1.1	−1.6±1.3	−2.2±1.3
CGI-I	—	2.8±1.0	2.4±1.0	1.9±0.9
SDISS（仕事/学業）	4.5±2.6	3.1±2.4	2.8±2.4	2.2±2.2
変化量	—	−1.3±2.3	−1.6±2.6	−2.2±2.6
SDISS（社会生活）	4.0±2.5	2.8±2.1	2.6±2.2	2.0±2.0
変化量	—	−1.1±2.1	−1.3±2.4	−1.9±2.4
SDISS（家庭内のコミュニケーションや役割）	2.6±2.6	1.9±2.1	1.7±2.1	1.6±1.9
変化量	—	−0.6±1.9	−0.8±2.3	−0.9±2.2

Mean±SD
[†]ベースライン：92例，12週：83例，24週：82例，52週：74例
[‡]ベースライン：66例，12週：58例，24週：56例，52週：52例
CGI-I：Clinical Global Impression Improvement, CGI-S：Global Clinical Impressions-Severity of Illness, FAS：Full Analysis Set, LSAS-J：the Japanese version of the Liebowitz Social Anxiety Scale, SATS：Social Anxiety/*taijin-kyofu* Scale, SDISS：the Japanese version of Sheehan Disability Scale

（Asakura S *et al*, 2016[9]）より引用）

の薬物療法として適した薬剤であると考えられた．また，可能であれば 20 mg/日まで増量してみる価値はあると思われる．さらに，わが国で検討されていた自己臭恐怖，自己視線恐怖あるいは醜形恐怖などの確信型対人恐怖についても長期投与試験で有効性が示されたことは意義があると考えられる．

(朝倉　聡)

文献

1) Fedoroff IC, Taylor S：Psychological and pharmacological treatments of social phobia：a meta-analysis. *J Clin Psychopharmacol* **21**：311-324, 2001
2) Gelemter GS, Uhde TW, Cimbolic P *et al*：Cognitive-behavioral and pharmacological treatments of social phobia. a controlled study. *Arch Gen Psychiatry* **48**：938-945, 1991
3) Heimberg RG, Liebowitz MR, Hope DA *et al*：Cognitive behavioral group therapy vs phenelzine therapy for social phobia：12-week outcome. *Arch Gen Psychiatry* **55**：1133-1141, 1998
4) Swinson RP, Antony MM, Bleau PB *et al*：Clinical practice guidelines：management of anxiety disorders. *Can J Psychiatry* **51**（suppl 2）：1-92, 2006
5) Asakura S, Hayano T, Hagino A *et al*：A randomized, double-blind, placebo-controlled study of escitalopram in patients with social anxiety disorder in Japan. *Curr Med Res Opin* **32**：749-757, 2016
6) Baldwin DS, Asakura S, Koyama T *et al*：Efficacy of escitalopram in the treatment of social anxiety disorder：a meta-analysis versus placebo. *Eur Neuropsychopharmacol* **26**：1062-1069, 2016
7) Lader M, Stender K, Burger V *et al*：Efficacy and tolerability of escitalopram in 12- and 24-week treatment of social anxiety disorder：randomised, double-blind, placebo-controlled, fixed-dose study. *Depress Anxiety* **19**：241-248, 2004
8) Kasper S, Stein DJ, Loft H *et al*：Escitalopram in the treatment of social anxiety disorder：randomised, placebo-controlled, flexible-dosage study. *Br J Psychiatry* **186**：222-226, 2005
9) Asakura S, Hayano T, Hagino A *et al*：Long-term administration of escitalopram in patients with social anxiety disorder in Japan. *Neuropsychiatr Dis Treat* **12**：1817-1825, 2016

Part 5　社交不安症とエスシタロプラム

2. EBM からみたエスシタロプラムの有用性

 はじめに

　社交不安症（social anxiety disorder：SAD）は，疫学調査の有病率と比較して精神科受診率は圧倒的に少ない[1]．背景に認識不足や治療不足の理由に加え[2)3)]，経験重視の安易な薬物療法がトラブルや誤解を生み，SAD 患者や家族が薬は怖いので心理療法のみで十分と考えてしまい受診行動の妨げになっていることも推察される．ここでは，エビデンスにもとづいた治療を実践するために，SAD に対するエスシタロプラム（ESC）の有用性を示す研究を概観する．

 1 SAD に関するメタ解析研究

　Baldwin ら[4)]が 2016 年に公表した ESC の SAD 治療に関する最も新しいメタ解析を紹介する．3 つの無作為化比較試験（randomized controlled trial：RCT）（n＝1,598）を解析した結果，プラセボ（PC）群とのリーボヴィッツ社交不安尺度（Liebowitz Social Anxiety Scale：LSAS）点数差は ESC 5 mg 群 9.2 点〔95％信頼区間（CI）：14.4〜4.0〕，ESC 10 mg 群 4.6 点（8.1〜1.0），ESC 20 mg 群 10.1 点（13.7〜6.5），そして ESC 10〜20 mg 群 7.3 点（12.3〜2.2）であり，すべての ESC 群は PC 群よりすぐれていたという．Stein ら[5)]は，3 つの RCT（n＝1,714）について吟味し，年齢や性別や症状の重症度とは関係なく ESC は効果的で，LSAS の 6 因子について検討したが効果反応の予測には至らなかったことを報告している．Hedges ら[6)]の選択的セロトニン再取り込み阻害薬

(selective serotonin reuptake inhibitors：SSRI) の SAD 治療に関するメタ解析では，パロキセチン (PXT)，セルトラリン (STL)，フルボキサミン (FLU)，fluoxetine (FLX)，そして ESC は PC より有効であったという．このように ESC はメタ解析からも PC と比較して有効であることが示されている．

最近注目されているメタ解析に，ネットワークメタ解析[7]がある．複数の治療が存在する際に直接比較・間接比較を組み合わせ，pairwise な治療の比較を数多くおこなう方法で，試験間の異質性が高くなったり直接比較との矛盾が起きたりする可能性があるが，対象を広くし解析対象の試験を増やし間接比較ができるメリットがある．Mayo-Wilson ら[8]は，1988 年から 2013 年 9 月 13 日までの 101 試験 (n=13,164) について SAD の心理療法と薬物療法に関するネットワークメタ解析をおこなった．効果量 (effect size) は待機群と比較して，それぞれモノアミン酸化酵素阻害薬 (monoamine oxidase inhibitor：MAO 阻害薬) −1.01 (−1.56；−0.45)，ベンゾジアゼピン −0.96 (−1.56；−0.36)，SSRI とセロトニン・ノルアドレナリン再取り込み阻害薬 −0.91 (−1.23；−0.60)，抗けいれん薬 −0.81 (−1.36；−0.28) であった．心理療法は，個別の認知行動療法 (cognitive behavioral therapy：CBT) −1.19 (−1.56；−0.81)，集団 CBT −0.92 (−1.33；−0.51)，曝露療法と社会訓練 −0.86 (−1.42；−0.29)，社会的支援のある自助療法 −0.86 (−1.36；−0.36)，社会的支援のない自助療法 −0.75 (−1.25；−0.26)，精神力動的精神療法 −0.62 (−0.93；−0.31) であった．CBT は薬物療法より効果量は大きいが，心理療法を拒否する場合には SSRI が最も高い一貫性のある有益性を示すとまとめられており，SSRI〔PX：−0.99，FLU：−0.94，STR：−0.92，ESC：−0.88，FLU：−0.87，citalopram：(CIT)：−0.83〕は CBT 以外の心理療法とくらべて見劣りするものでは決してない．

最後に Stine ら[9]のコクランライブラリーの SAD 薬物療法に関するデータベースレビューを紹介する．37 の RCT (n=5,264) を解析し，2004 年に公表され 2006 年に改訂されている．LSAS 点数減少は SSRI −13.67 (−19.97；−7.37)，可逆性モノアミン酸化酵素 A 阻害薬 (reversible inhibitors of monoamine oxidase type-A：RIMA) −7.24 (−12.14；−2.35) と有意であったが，MAO 阻害薬 −26.01 (−56.92；4.90) と有意ではなかった．また SSRI は唯一，併存す

うつ症状の改善について−0.26（−0.48；−0.03）と有意であった．よって，薬物療法はSADの中核症状や機能障害に効果的であり治療の一役を担え，とくにSSRIはRIMAやMAO阻害薬などの他の薬物療法と比較して副作用面と効果面で一貫してすぐれていると結論付けている．

これらエビデンスレベルの高いメタ解析研究から鑑みても，CBTのつぎの治療介入法としてESCを含むSSRIによる薬物療法を検討すべきである．

2　SADの臨床薬理試験

まず4つのRCTを紹介する．Laderら[10]はESC（5 mg, 10 mg, 20 mg）とPXT（20 mg）とPCによる短期と長期の二重盲検RCT（n＝839）をおこない，PCより両SSRIは有意に効果があり，ESC（5 mg, 10 mg）とPXT（20 mg）は同程度の効果があり，そしてESC（20 mg）がPXT（20 mg）より有効であったと報告した．Kasperら[11]はESC（10〜20 mg）とPCによる二重盲検RCT（n＝258）をおこない，ESC群がSAD症状と職業・社会機能（シーハン障害尺度）を有意に改善したこと，そして忍容性が高かったことを報告している．Steinら[12]は一定用量のESC（5 mg, 10 mg, 20 mg）とPXT（20 mg）とPCによる24週間の二重盲検RCT（n＝839）をおこない，PCより全SSRI群は有意に効果があり，LSASの6因子中5因子（自己主張以外の社会的関係，公衆での飲食，公衆での発言，恐怖の観察，宴会参加）においてESC（20 mg）がPXT（20 mg）より有効だったことを示した．Montgomeryら[13]は12週間の非盲検試験をおこない10〜20 mg/日のESCに反応した全般性SAD（n＝371）に，さらに24週間のPCによる二重盲検RCTをおこないESC群が有意に再発率を抑制したことを報告した．

短期試験以外にも長期試験や若年または高齢者を対象とした試験があると，より深く幅広いエビデンスが得られることになる．日本人SAD（n＝158）を対象とした長期試験[14]が2016年に公表され，忍容性や効果の面ですぐれていたことが示されている．Isolanら[15]は，小児と若年のSAD外来患者（n＝20）に対して12週間のESCの効果と安全性を調査するため非盲検試験をおこなった．65％に症状改善を認め，頻度が高い有害事象は傾眠（25％），不眠症（20％），

インフルエンザ症状（15%），食欲増加（15%），また食欲減少（15%）であり，効果と安全性も成人の試験結果と同様であったと報告している．

治療反応性に関する研究を2つ紹介する．Oh ら[16]は，ESC投与初期の改善が12週後の治療反応を予測できるかを検討した予備的研究を実施した．外来SAD患者（n=28）を対象に10〜20 mg/日のESCを投与し，1週目でLSAS合計点10%減少があれば有意に12週目の最終評価でLSAS合計点35%減少となることから，早期治療反応性予測の可能性を示している．Baldwin ら[17]は，SAD，大うつ病性障害またGADに対してESCはどのくらいの期間服用するべきかを検討するためRCT（n=8,140）を吟味し，10 mgから20 mgまでは増量し4週間は観察するべきであると報告している．

3 ESC効果の画像の研究

近年，画像研究の進歩がめざましい．SADにESCを投与し扁桃体を中心とした脳部位の変化を調べた画像研究を紹介する．Gingnell ら[18]は，SADを対象にインターネットを使用したCBT（internet-delivered CBT：ICBT）とESCを併用し脳部位の反応性や連結性を機能的MRIにより調べたPC対照二重盲検RCT（n=48）を実施した．ESC+ICBT群はPC+ICBT群よりSAD症状を改善し，さらに感情的表情認知に対する右扁桃体のBOLD反応をより減少させた．よって，CBTにESCを併用するとSAD症状を改善させること，また扁桃体の過活動減少が不安症状改善に重要であることを報告している．

対象がSADではないものの，不安や恐怖，扁桃体，そしてESCとの関係をみた研究を2つあげる．Windischberger ら[19]は健常者（n=18）をPC，ESC，またCITの3群に分け，感情的表情認知に対するBOLD反応をみる脳機能画像的薬理試験をおこなった．ESC群とCIT群はPC群と比較して，右扁桃体と左海馬傍回の反応が減少していた．またESC群はCIT群と比較して，内側前頭回の反応が増加していたことから，これが両薬の違いを表している可能性を示唆した．Godlewska ら[20]の不安を伴ううつ病患者を対象とした試験（n=42）では，PC群と比較してESC群では投与1週間後に意識下の恐怖に対して扁桃体BOLD亢進を正常化させたと報告し，ESCは抑うつ気分の改善より早期に，

うつ病患者の脳機能に直接，抗不安作用を発揮することを示した．

扁桃体とその周辺脳部位との関係を考察したESCの画像研究を紹介する．Warwickら[21]は，SAD（n＝14）にESCを12週投与し，脳機能検査装置を用いて線条体のドーパミントランスポーター結合能を測定した．薬物療法によりSAD症状は改善し，左尾状核と左被殻において有意にDAT結合が増加していた結果から，ESCがセロトニン作動性の活性を介して線条体のドーパミン作用を増加させると報告をしている．Cassimjeeら[22]は，SAD（n＝11）にESC（20 mg）を12週投与するMRI構造画像試験をおこなった．予測に反して扁桃体の増減はなかったが両側上側頭皮質，左小脳，また小脳脚の体積減少を認めた．SADにおいて，会話時の不安減少に内側側頭葉が関係していることが改めて示唆されたと報告した．

以上の研究から，ESCはSADの不安症状の中核的責任部位である扁桃体と連携する周辺部位に作用していることが，明らかにされつつある．

4 世界のSAD治療ガイドライン

世界のさまざまな国や地域の学術団体や専門職の組織により治療者あるいはコメディカルスタッフの診療の一助となるように独自の治療ガイドラインが策定され，昨今では外部評価のかかわり，製薬会社や患者家族を含む利害関係，メンタルケアシステム，文化背景の違いなどをチェックすることで，より透明性や公益性を高める努力がなされている[23]．

1) 英国国立臨床有用性評価機構（NICE）ガイドライン[24]

医療コストを重視した点が特徴的で，SADガイドラインは2013年5月22日に公表されている．小児から若年者（就学年から17歳）には薬物療法ではなく，CBTを推奨している．大人（18歳以上〜高齢者）でも，まずはCBTが推奨され，患者の希望がありCBTの効果を増強するものであれば，有害事象を十分注意し監視することとしてSSRIによる薬物療法，とくにESCもしくはSTLを推奨している．

2) 生物学的精神医学会世界連合ガイドライン[25]

生物学的精神医学会世界連合（World Federation of Societies of Biological Psychiatry：WFSBP）は，60以上の国や地域の生物学的精神医学会によって構成されている．SADガイドラインは2002年3月に公表され，2009年7月12日に改訂された．SSRI（ESC, FLU, FLX, PXT, そしてSTL）は有効であると冒頭に述べ，とくにESCをはじめSSRIがSAD患者の背外側前頭前野を介して有効性を示した研究を明示し，SSRIはSADに対する第一選択薬で，ベンゾジアゼピンは第一選択薬として推奨はしないが2～3週間以内の付加的使用であれば有用であると述べている．

3) その他

Anxiety and Depression Association of America ガイドライン[26]では不安症の治療薬として，CIT, ESC に代表される SSRI はすべての不安症に有効で，三環系抗うつ薬より副作用が少なく，不眠，眠気，性機能障害そして体重増加があると記載されている．カナダ精神医学会ガイドライン[27]ではCBTを含む心理療法が先に記載され，そのつぎに心理療法と薬物療法の併用療法，最後に薬物療法が記載されている．ESCはエビデンスレベル1であり，第一選択薬として推奨されている．カナダ不安症学会ガイドライン[28]でも，ESCは第一選択薬としてあげられている．

総じて，薬物療法よりCBTなどの心理療法を優先する記載が多かったが，薬物療法は見劣りするものではなく，適応をよく検討し管理をすれば有用であり，とくにESCを含むSSRIは第一選択薬として推奨されていた．

おわりに

ESCは不安症に対して効果と忍容性がすぐれていること，初期用量10 mgでも有効であり高齢者や肝・腎機能障害のある患者にも有用であること，薬理学的プロファイルがとても単純であること，そして用量設定が2つだけであることなどを理由に，専門家たちが不安やうつ治療の第一選択薬として推奨している[29][30]．今後も，ESCの有用性に関するSADの研究を積み重ね，エビデンス

にもとづいた治療を心がけることが重要であろう．

（高塩　理）

文献

1) Katzelnick DJ, Kobak KA, DeLeire T et al：Impact of generalized social anxiety disorder in managed care. *Am J Psychiatry* **158**：1999-2007, 2001
2) Stein MB, Stein DJ：Social anxiety disorder. *Lancet* **371**：1115-1125, 2008
3) Nagata T, Suzuki F, Teo AR：Generalized social anxiety disorder：a still-neglected anxiety disorder 3 decades since Liebowitz's review. *Psychiatry Clin Neurosci* **69**：724-740, 2015
4) Baldwin DS, Asakura S, Koyama T et al：Efficacy of escitalopram in the treatment of social anxiety disorder：a meta-analysis versus placebo. *Eur Neuropsychopharmacol* **26**：1062-1069, 2016
5) Stein DJ, Kasper S, Andersen EW et al：Escitalopram in the treatment of social anxiety disorder：analysis of efficacy for different clinical subgroups and symptom dimensions. *Depress Anxiety* **20**：175-181, 2004
6) Hedges DW, Brown BL, Shwalb DA et al：The efficacy of selective serotonin reuptake inhibitors in adult social anxiety disorder：a meta-analysis of double-blind, placebo-controlled trials. *J Psychopharmacol* **21**：102-111, 2007
7) Salanti G：Indirect and mixed-treatment comparison, network, or multiple-treatments meta-analysis：many names, many benefits, many concerns for the next generation evidence synthesis tool. *Res Synth Methods* **3**：80-97, 2012
8) Mayo-Wilson E, Dias S, Mavranezouli I et al：Psychological and pharmacological interventions for social anxiety disorder in adults：a systematic review and network meta-analysis. *Lancet Psychiatry* **1**：368-376, 2014
9) http://onlinelibrary.wiley.com/doi/10.1002/14651858.CD001206.pub2/epdf
10) Lader M, Stender K, Bürger V et al：Efficacy and tolerability of escitalopram in 12- and 24-week treatment of social anxiety disorder：randomised, double-blind, placebo-controlled, fixed-dose study. *Depress Anxiety* **19**：241-248, 2004
11) Kasper S, Stein DJ, Loft H et al：Escitalopram in the treatment of social anxiety disorder：randomised, placebo-controlled, flexible-dosage study. *Br J Psychiatry* **186**：222-226, 2005
12) Stein DJ, Andersen EW, Lader M：Escitalopram versus paroxetine for social anxiety disorder：an analysis of efficacy for different symptom dimensions. *Eur Neuropsychopharmacol* **16**：33-38, 2006

13) Montgomery SA, Nil R, Dürr-Pal N *et al*：A 24-week randomized, double-blind, placebo-controlled study of escitalopram for the prevention of generalized social anxiety disorder. *J Clin Psychiatry* **66**：1270-1278, 2005
14) Asakura S, Hayano T, Hagino A *et al*：Long-term administration of escitalopram in patients with social anxiety disorder in Japan. *Neuropsychiatr Dis Treat* **12**：1817-1825, 2016
15) Isolan L, Pheula G, Salum GA Jr *et al*：An open-label trial of escitalopram in children and adolescents with social anxiety disorder. *J Child Adolesc Psychopharmacol* **17**：751-760, 2007
16) Oh KS, Shin E, Ha J *et al*：Early improvement in one week predicts the treatment response to escitalopram in patients with social anxiety disorder：a preliminary study. *Clin Psychopharmacol Neurosci* **14**：161-167, 2016
17) Baldwin DS, Stein DJ, Dolberg OT *et al*：How long should a trial of escitalopram treatment be in patients with major depressive disorder, generalised anxiety disorder or social anxiety disorder？An exploration of the randomised controlled trial database. *Hum Psychopharmacol* **24**：269-275, 2009
18) Gingnell M, Frick A, Engman J *et al*：Combining escitalopram and cognitive-behavioural therapy for social anxiety disorder：randomised controlled fMRI trial. *Br J Psychiatry* **209**：229-235, 2016
19) Windischberger C, Lanzenberger R, Holik A *et al*：Area-specific modulation of neural activation comparing escitalopram and citalopram revealed by pharmaco-fMRI：a randomized cross-over study. *Neuroimage* **49**：1161-1170, 2010
20) Godlewska BR, Norbury R, Selvaraj S *et al*：Short-term SSRI treatment normalises amygdala hyperactivity in depressed patients. *Psychol Med* **42**：2609-2617, 2012
21) Warwick JM, Carey PD, Cassimjee N *et al*：Dopamine transporter binding in social anxiety disorder：the effect of treatment with escitalopram. *Metab Brain Dis* **27**：151-158, 2012
22) Cassimjee N, Fouche JP, Burnett M *et al*：Changes in regional brain volumes in social anxiety disorder following 12 weeks of treatment with escitalopram. *Metab Brain Dis* **25**：369-374, 2010
23) 渡辺衡一郎：治療ガイドラインから読み取れること，そしてその背景にあるもの．臨床精神薬理 **14**：963-968, 2011
24) National Institute for Health and Care Excellence：Social anxiety disorder：recognition, assessment and treatment, 2013（nice.org.uk/guidance/cg159）
25) Bandelow B, Zohar J, Hollander E *et al*：World Federation of Societies of Biological Psychiatry（WFSBP）guidelines for the pharmacological treatment of anxiety, obsessive-compulsive and post-traumatic stress disorders- first revision. *World J Biol Psychiatry* **9**：248-312, 2008

26) Anxiety and Depression Association of America：Medication（https://www.adaa.org/finding-help/treatment/medication）
27) Canadian Psychiatric Association：Clinical practice guidelines. Management of anxiety disorders. *Can J Psychiatry* **51**（8 suppl 2）：9S-91S, 2006
28) Katzman MA, Bleau P, Blier P *et al*：Canadian clinical practice guidelines for the management of anxiety, posttraumatic stress and obsessive-compulsive disorders. *BMC Psychiatry* **14**（suppl 1）：S1, 2014
29) Bareggi SR, Mundo E, Dell'Osso B *et al*：The use of escitalopram beyond major depression：pharmacological aspects, efficacy and tolerability in anxiety disorders. *Expert Opin Drug Metab Toxicol* **3**：741-753, 2007
30) Thase ME：Managing depressive and anxiety disorders with escitalopram. *Expert Opin Pharmacother* **7**：429-440, 2006

Part 5　社交不安症とエスシタロプラム

3. うつ病に併存する社交不安症へのエスシタロプラムの臨床応用

 はじめに

　社交不安症（social anxiety disorder：SAD）の人は，控えめで不安そうにみえるのが一般的である．しかし本来の性格は「引っ込み思案の目立ちたがり屋」である．「引っ込み思案」と「目立ちたがり屋」という，一見正反対に思える2つの性格が同居しているのが，SADの人である．

　彼らは控えめで寡黙なため，職人気質な感じも受ける．しかし，静かにみえる内側には，実は負けず嫌いな性格や旺盛な出世欲が潜んでいる．そのため，治療をして症状がよくなると，引っ込み思案が消えて目立ちたがり屋が出てくるため，突然の変化に「躁転したのではないか」と疑われることがある．しかし，躁転したわけでもなく，性格が変わってしまったわけでもない．それこそが，本来の姿なのである．うつ病には高率に不安障害を併存していることが知られている[1]．とくに治療抵抗性うつ病の要因を調べた研究からは難治化の大きな要因はパニック障害の併発，何らかの不安障害の併発，社交不安症の併発と上位3位を不安障害の併発が占めていた[2]．また双極性障害の研究から，不安障害を併存するものは重症度が高く，治療反応性が不良であるとの報告がある[3]．しかし，SADは日常臨床で頻繁に遭遇する疾患であり，うつ病や双極性障害に併存している場合が多く[4)～6)]，うつ病あるいは双極性障害が併存する社交不安症を鑑別したうえでの治療が重要と考えている．ここに，エスシタロプラム（ESC）を使った当院のSADの治療についていくつかの実例を交えて紹介する．

chapter 3 うつ病に併存する社交不安症へのエスシタロプラムの臨床応用

 実臨床場面での社交不安症の診断と治療

　当院では，うつ病や双極性障害が併存する社交不安症の鑑別に，以下のスケールを組み合わせて診断と治療に役立てている．

1) リーボヴィッツ社交不安尺度（Liebowitz Social Anxiety Scale）日本語版（LSAS-J）
　社交不安症の重症度を評価するスケール．合計点30点が境界線，50～70点が中等度，90点以上が重度と診断され，60点以上で治療が必要とされる．

2) うつスケールと不安スケールの使用
　日常診療でのうつ症状と不安症状の簡易な測定のために当院が開発した，ひもろぎ式自己記入式うつ病評価尺度（Himorogi Self-rating Depression Scale：HSDS）とひもろぎ式自己記入式不安尺度（Himorogi Self-rating Anxiety Scale：HSAS）を使って，うつ・不安症状の度合いを測る[7)8)]．HSDS合計点が9点以下で問題なし，10～15点で極軽度，16～20点で軽度，21～30点で中等度，31～39点で重度とされ，HSAS合計点が7点以下で問題なし，8～15点で極軽度，16～20点で軽度，21～30点で中等度，31～39点で重度とされる．

 【症例1】 典型的なうつ症状のない社交不安症 40歳・男性

　小学生時代は積極的で目立ちたがり屋な生徒で，将来の夢は政治家かアナウンサーだった．当時から思ったことをはっきりと言う性格で中学に上がっても変わらず，生徒会や放送委員を務め充実した毎日を送っていた．ある日，生徒会の全校集会での発言内容などが原因で，先輩にボコボコに殴られてしまい，彼は人前では吃音が酷くうまく話せなくなった．また，手には大量の汗をかき，激しい動悸もするようになった．以来，本来の目立ちたがり屋は鳴りを潜め，引っ込み思案な生徒になった．
　成績は良く都内の名門私立大学政治経済学部に現役で合格し4年で卒業した．その後は司法試験を受け続けたにもかかわらず合格できず，30歳になって

生活のために就職したが，人前が苦手で職場では能力を発揮できなかった．社内の評価は低く，「デキない人」という烙印を押されてしまった彼は，「自分を変えたい」と思い当クリニックを受診した．初診時の LSAS-J は 89 点，HSDS が 8 点，HSAS が 7 点と正常値だった．LSAS-J は 90 点以上で重度の SAD とされるので，89 点はかなり高い数値である．さっそく ESC 10 mg で治療が始まり，2 週間後に ESC 20 mg に増量，8 週間後には職場で電話に出るのが楽しいと笑顔で話すようになり，12 週間後の LSAS-J は 30 点．初診時にみられた吃音もなく，手の発汗や動悸もほとんどないなど，症状の改善は著明で，本人自身もその効果を大いに実感していた．その後彼は転職し代議士事務所で議員秘書になり，ある診察時，「じつはいま，つぎの市議会議員選挙に出馬する準備を進めています」と報告してくれた．現在，彼は市議会議員として活躍している．

【症例 2】 ESC と認知行動療法で奏効したうつ病と社交不安症が併存する 26 歳・女性

　派遣社員である患者は，人前で字を書くのが苦痛，人と話しているだけで極度に緊張してしまう．最初にこれらの症状を意識したのは小学校時代で，当時の担任から「人の目を気にするようだ」と指摘されたのがキッカケだった．それまで他人の目をそこまで気にしたことはなかったのだが，指摘されたことで逆に気になるようになってしまった．

　それでも，中学，高校と無事に過ごし，緊張する場面を避ける生活をすることで，某大学経営学部を卒業できた．しかし，派遣社員として働くようになると，症状は悪化してしまう．一般事務として働き出して，まず人前で文字を書くことが苦痛になる．人が見ていると手が震え書けなくなってしまう．とくに上司や先輩が見ていると緊張が増し，しだいに仕事が辛くなった．元来「べき思考」の強い性格のため，「迷惑をかけるので出社しなければ」と強く思い，なんとか会社に通う．しかし，電車の中で呼吸困難を起こして途中下車を余儀なくされ，会社に遅刻，欠勤することが増えた．真面目な性格のため，なぜ自分がこのような状態になったのか，なぜ人ができることが自分にできないのか悩み苦しむ．見兼ねた母親が受診を勧めた．

初診時 HSDS が 22 点，HSAS が 20 点，LSAS-J が 61 点だった．これらの結果と症状，問診を総合して，中等度のうつ症状を伴う書痙と視線恐怖のある SAD と診断した．治療は，本人の希望もあり，薬物療法と認知行動療法をおこなうことになった．まずは ESC 10 mg の投薬を始めた．以下，リワークデイケア認知行動療法のスタッフによる日誌をもとに経過を紹介する．

【1 週目・認知行動療法 1 回目】　HSDS 21 点，HSAS 24 点
　下痢の症状があり ESC を 5 mg に減らし，ガスモチン 5 mg を同時に処方．表情は硬いが，隣席の人の発言を用いて自己紹介をおこない，自分と同様の状況下にある人たちがいることに多少安堵感を覚えた雰囲気もある．自分への「べき思考」が強い傾向にあることを自覚．極度の緊張を和らげたいと認知行動療法への期待を示す．

【2 週目・認知行動療法 2 回目】　HSDS 13 点，HSAS 20 点
　ESC を再度 10 mg に増量．ガスモチン 5 mg も処方．解決の方向をみつけるために，多種多様な本を読んで自分なりに勉強している様子．母親より，これまでみるなかでいちばん元気であるとの発言も．認知行動療法は最後の砦だと考えているようで，これがデイケアのモチベーションに大きく影響していると思われる．

【4 週目・認知行動療法 4 回目】HSDS 5 点，HSAS 15 点
　ESC 10 mg，ガスモチン 5 mg を処方．通勤途中の電車内で呼吸困難を起こして以来，継続して電車に乗ることや地下での食事に抵抗あり．しかし，「私はできるんだ」という根性論で毎日あえて乗車し，なんとか乗り越えることができたと話す．講義内で，かなり緊張したらしいが，初めて挙手しての発言あり．これまでの自分は反証まで意識したことがなかったと気づきを話す．

【9 週目・認知行動療法 8 回目】　HSDS 1 点，HSAS 12 点
　HSAS の不安感が若干残存するため ESC を 20 mg に増量．ガスモチン 5 mg も処方．体調はあまり変化ないが，気分が少し楽になってきた．当クリニックに感謝していると話す．認知行動療法の効果が出てきたようだ．他の参加者と会話を楽しむ姿もたびたびみられる．

【12 週目・認知行動療法 10 回目】　HSDS 5 点，HSAS 8 点

LSAS-J 28点に改善，ESC 20 mgでも副作用なし．ガスモチン5 mgも処方．他の利用者から，彼女が独自に作成している記録帳を見せてほしいと言われるなど，参加者同士の交流がみられる．10回の認知行動療法によりLSAS-Jが28点に改善．投薬に認知行動療法を併用したことが功を奏したようで，投薬12週間でSADがほぼ寛解状態になった．以降は外来診療だけに切り替え，投薬を続けている．認知行動療法から約2年が経過したが，現在はとくに症状が出ることもなく，治療6週目に転職した職場で毎日楽しく仕事をしているそうである．

【症例3】 ESCへの変更により気分変動が改善した26歳・女性

　24歳より抑うつ気分，食欲不振，全身倦怠感を訴え診療所を受診し，抗不安薬の服用で一時症状は改善した．その後母親が亡くなったのを契機に抑うつ状態が再燃し，イミプラミン（IMIP）の治療を開始したところ自傷行為からやがて激しい躁状態となり3ヵ月ほど精神病院に医療保護入院し治療を受けた．入院中オランザピン（OLZ）10 mgとバルプロ酸ナトリウム（VPA）800 mgで躁状態は改善したが，その後うつ状態となったためOLZを中止しVPA 600 mgにパロキセチン（PXT）20 mgを併用したところうつ状態が改善し退院となった．当院へは気分の浮き沈みを主訴に初診となった．躁状態での入院，1年間に4回以上の軽躁状態あるいはうつ状態をくり返していたことから双極Ⅰ型障害急速交代型（rapid cycling：RC）と診断した．体重増加のためVPAからラモトリギン（LTG）への変更を試みたが，LTG処方により発熱・リンパ節腫脹が認められLTGを中止した．その後炭酸リチウム（Li）とクエチアピン（QTA）に変更し，最終的に期間AではLi 600 mg（平均血中濃度：0.7），QTA 100 mgとPXT 20 mgで治療を継続した．これにより，うつ状態は経過とともに改善傾向を示したものの気分変動は持続していた（図1期間A）．また，この症例ではPXTを減量するとうつ状態が再燃し，本人が抗うつ薬の処方継続を希望したため基準日XにPXT 20 mgのみをESC 10 mgに切り替えた（期間Bへ）．

　【症状経過】HSDSとHSASを用いて来院時にうつ病症状と不安症状を測定し（1～2週間隔），118週（2年間）にわたり治療経過を記録した（図1）．

chapter 3　うつ病に併存する社交不安症へのエスシタロプラムの臨床応用

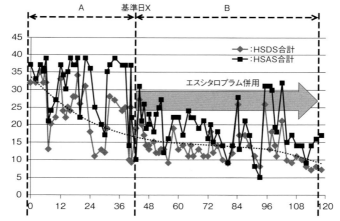

図1 HSDSとHSASを用いた2年間にわたるうつ病症状と不安症状の変化
　　HSDS：Himorogi Self-rating Depression Scale（ひもろぎ式自己記入式うつ病評価尺度）
　　HSAS：Himorogi Self-rating. Anxiety Scale（ひもろぎ式自己記入式不安尺度）

HSDS（◆）よりもHSAS（■）の方が総じて高値を示しており，不安症状優位の症状経過を示している．この時系データに最も当てはまりの良い曲線（曲線と個々の測定点との隔たり［残差］が最小となる）を図中に………で示す．この3次曲線からの離れ具合（残差＝回帰曲線の質）は全期間で28.61を示しており，直線や2次曲線等の他の曲線よりも当てはまりが良好であった．基準日X前後でHSDSは変更前平均25.18（n＝28）から変更後13.65（n＝52）に低下していた．HSDSの気分変動に関しては変更前に7.180であった標準偏差（すなわち，気分の変動幅）が，変更後には4.926と変更前の68.6％に有意に低下した（p＝0.02）．同様にHSASでは，スコア平均は変更前32.89から変更後19.44と低下していた．しかし，不安変動に関しては標準偏差（すなわち，不安の変

175

動幅）が変更前に 6.718，変更後は 6.728 で，変更前後で変化がなかった（p＝1.00）．気分変動の改善に伴い就労ができるようになった．ESC は双極性障害で気分変動を PXT より惹起しにくく実臨床では使いやすいと考えている．

 おわりに

　実際の臨床現場では，うつ病と双極性障害の背景に SAD を併存するケースを診察することが度々ある．しかし，双極性障害の抗うつ薬併用では，抗うつ薬関連慢性過敏性情動不安（antidepressant-associated chronic irritable dysphoria：ACID）が現れることが知られ[9]，ACID は抗うつ薬による躁転と類縁の現象であると結論づけられている[10]．一方で，ESC は従来の選択的セロトニン再取り込み阻害薬（SSRI）とくらべて副作用が少なく非常に使いやすい印象があり，うつ病と双極性障害の鑑別がむずかしいケースでも ESC 自体が気分変動を惹起しづらい可能性から，治療の第一選択薬になると考えている．

（渡部芳徳/土井直人/本郷誠司）

文献

1) Kessler RC, Chiu WT, Demler O *et al*：Prevalence, severity, and comorbidity of 12-month DSM-Ⅳ disorders in the national comorbidity survey replication. *Arch Gen Psychiatry* **62**：617-627, 2005
2) Souery D, Oswald P, Massat I *et al*：Clinical factors associated with treatment resistance in major depressive disorder：results from a european multicenter study. *J Clin Psychiatry* **68**：1062-1070, 2007
3) Gaudiano BA, Miller IW：Anxiety disorder comobidity in Bipolar Ⅰ Disorder：relationship to depression severity and treatment outcome. *Depress Anxiety* **21**：71-77, 2005
4) Young LT, Cooke RG, Robb JC *et al*：Anxious and non-anxious bipolar disorder. *J Affect Disord* **29**：49-52, 1993
5) Henry C, Van den Bulke D, Bellivier F *et al*：Anxiety disorders in 318 bipolar patients：prevalence and impact on illness severity and response to mood stabilizer. *J Clin Psychiatry* **64**：331-335, 2003

6) Nemeroff CB, Evans DL, Gyulai L et al: Double-blind, placebo-controlled comparison of imipramine and paroxetine in the treatment of bipolar depression. *Am J Psychiatry* **158**: 906-912, 2001
7) Mimura C, Murashige M, Oda T et al: Development and psychometric evaluation of a Japanese scale to assess depression severity: himorogi self-rating depression scale. *Int J Psychiatry Clin Pract* **15**: 50-55, 2011
8) Mimura C, Nishioka M, Sato N et al: A Japanese scale to assess anxiety severity: development and psychometric evaluation. *Int J Psychiatry Med* **41**: 29-45, 2011
9) Ei-Mallakh RS, Karippot A: Antidepressant-associated chronic irritable dysphoria (acid) in bipolar disorder: a case series. *J Affect Disord* **84**: 267-272, 2005
10) El-Mallakh RS, Ghaemi SN, Sagduyu K et al: Antidepressant-associated chronic irritable dysphoria (ACID) in STEP-BD patients. *J Affect Disord* **111**: 372-377, 2008

索引

和文

あ

アドヒアランス　113
アルコール依存（症）　16, 34, 61, 87, 134
アルコール使用障害→AUD
アルコール消費量　143
安全確保行動　22, 106

い

遺伝負因　25
因果論　23

う

うつスケール　171
うつ病　48, 111, 131
　　　難治性——　122

え

疫学研究　33, 139
エクスポージャー　109
エスシタロプラム　42, 81, 98, 113, 136, 170
　　　——の社交不安症に対する多施設共同長期投与試験　66
　　　——の社交不安症に対する長期投与試験　158
　　　——の社交不安症に対するプラセボ対照二重盲検比較試験　155
エピゲノム　26

か

回想バイアス　22, 28
回避行動　98, 106, 131
回避性パーソナリティ障害　43, 49, 100, 122
可逆性モノアミン酸化酵素 A 阻害薬→RIMA
確信型対人恐怖　14, 46, 62, 158
笠原嘉　14
関係妄想　13
患者教育　99
感情的表情認知　164

き

強迫症→OCD
恐怖症　53, 125
緊張減弱仮説→TRT

け

研究領域基準→RDoC
限局型→パフォーマンス限局型
限局性恐怖症　132

こ

交感神経興奮症状　23
行動抑制　22, 28, 122

さ

再発予防訓練　109
三環系抗うつ薬→TCA

索引

し

自意識過剰　22
自己視線恐怖　14, 46, 62
自己臭恐怖　14, 46, 89, 101
自己治療仮説→SMH
時点有病率　35
自閉スペクトラム症→ASD
社会学習　29
社会恐怖　53
社会的（語用論的）コミュニケーション症　91
社会的スキル　109
社交恐怖　124
社交不安症→SAD
社交不安/対人恐怖評価尺度→SATS
醜形恐怖　14, 46, 62
集団認知行動療法→CBGT
受診率　37, 161
生涯有病率　34, 87, 139
神経症性うつ病　128
神経性過食症→BN
神経性やせ症→AN
心的外傷後ストレス障害→PTSD

す

ストレス反応減弱→SRD

せ

精神疾患　134
　　他の——の合併（併存）　92, 132
　　他の（主たる）——の存在　136

摂食障害　139
セルトラリン　73, 114, 162
セロトニン・ノルアドレナリン再取り込み阻害薬→SNRI
選択性緘黙　22
選択的セロトニン再取り込み阻害薬→SSRI
全般不安症→GAD
「全般型」社交不安症　91, 98
全般性社交不安障害　122, 124

そ

早期診断　36
増強療法　127

た

大うつ病性障害　111
対人恐怖　42, 52, 60, 125
　　——と社交不安症の関係　43
対人緊張　13
対人相互関係　124, 127

ち

治療抵抗性　113
　　——うつ病　123, 170
治療方針・治療計画　89

と

統合失調症　15
東大式社会不安尺度→TSAS

索　引

な

内向的な思考・行動傾向　22

に

二次的依存症　23
人間関係尺度　96
認知行動療法→CBT
認知の修正　108
認知療法　104, 109
忍容性　72

ね

ネットワークメタ解析　162

の

脳画像検査　116
脳機能画像的薬理試験　164
ノルアドレナリン作動性・特異的セロトニン作動性抗うつ薬→NaSSA

は

曝露療法　74, 105
パニック症　23, 35, 124
パフォーマンス限局型　16, 27, 43, 62, 90, 100, 125
パロキセチン　42, 65, 81, 112, 162, 174

ひ

非定型うつ病　95, 101
非定型抗精神病薬　100
否定的評価に対する強い恐れ　105
ビデオフィードバック法　109
非メランコリア型うつ病　122

ふ

不安・抑うつ発作　101
不安症　74, 132, 144
　　──の長期経過　35
不安神経症　53
不安スケール　171
普遍言明　24
フルボキサミン　42, 81, 112, 154, 162
プラセボ対照二重盲検比較試験　157
分離不安症　134

へ

併発症　36
ベンゾジアゼピン系薬　72, 114, 122, 162
扁桃体　27, 133, 145, 164
ベンラファキシン　73, 84, 105

め

メランコリア型うつ病　122

も

妄想性障害　46, 101
妄想体験　13
モノアミン酸化酵素阻害薬→MAOI
森田神経質　52
森田正馬　12, 50
問題解決スキル　109
問題解決療法　109

や

薬剤選択　93
山下格　14

ゆ

有病率　16, 33, 161
　　　12ヵ月――　34

ら

ラマルクの用不用説　26

り

力動的精神療法　77, 124
リラクセーション法　108
論理療法　104
リーボヴィッツ社交不安尺度→LSAS

欧文

A

AN（anorexia nervosa）　146
AUD（alcohol use disorder）　139
ASD（autism spectrum disorder）　91
attention bias　105

B

BN（bulimia nervosa）　146

C

CBT（cognitive behavioral therapy）　74, 104, 108, 112, 162
CBGT（cognitive behavioral group therapies）　114
Choy Y　16
CIDI（WHO Composite International Diagnostic Interview）　34, 139
comorbidity　132, 139

D

DIS（Diagnostic Interview Schedule）　34
DSM（Diagnostic and Statistical Manual of Mental Disorder）
　――-Ⅲ（1980）　12, 34, 124
　――-Ⅲ-R（1987）　16, 125
　――-Ⅳ（1994）　16, 83
　――-Ⅳ-TR（2000）　66, 84, 91, 155
　――-5（2013）　12, 21, 52, 87, 123, 134
DSM-5によるSADの診断基準の要点　17

E

ECA（Epidemiologic Catchment Area）研究　16, 33

F

Fear of Negative Evaluation Scaleの短縮版（B-FNE）の日本語版　88

G

GABA　113, 133
GAD（generalized anxiety disorder）　75, 132

索 引

I

ICBT（internet-delivered CBT） 164
ICD（International Statistical Classification of Diseases and Related Health Problems）-10　56, 83
　——-11　56

J

Janet P　16, 124

L

Lee SH　15
LSAS（Liebowitz Social Anxiety Scale）　53, 63, 88, 95, 101, 112, 161
　——日本語版（LSAS-J）　63, 81, 88, 112, 155, 172

M

M. I. N. I.（Mini-International Neuropsychiatric Interview）　35, 81
MAOI（monoamine oxidase inhibitor）　72, 162

N

NaSSA（noradrenergic and specific serotonergic antidepressant）　77
NCS（National Comorbidity Survey）　34, 132, 139
　——-R　34, 132
NESARC（National Epidemiologic Survey on Alcohol and Related Condition）　111, 140
NICE ガイドライン　165

O

OCD（obsessive compulsive disorder）　34, 66, 72, 104, 132, 145

P

PTSD（posttraumatic stress disorder）　35, 72, 104, 127, 132

R

RDoC（Research Domain Criteria）　135
RIMA（reversible inhibitors of monoamine oxidase type A）　74, 162

S

SAD（social anxiety disorder）　16, 52, 72, 111, 124, 131, 170
　——ガイドライン　72, 154, 165
　——との鑑別　42, 48, 171
　——に対する SSRI の有効性　48
　——の心理教育　87, 90
　——の分類　42
　——の有病率　35
　——の罹患年齢　33, 35
　難治性——　113
SATS（Social Anxiety/*Taijin-Kyofu* Scale）　66, 89, 158
SCID（Structured Clinical Interview for DSM-Ⅳ-TR）　84, 112
SMH（self-medication hypothesis）　142

SNRI（serotonin noradrenaline reuptake inhibitor）　72, 98
Social Anxiety Disorder Scale　89
social（pragmatic）communication disorder〔社会的（語用論的）コミュニケーション症〕　91
social phobia　12, 124
Social Phobia and Anxiety Inventory（SPAI）日本語版　88
Social Phobia Scale 日本語版　88
SPIN（Social Phobia Inventory）　36, 84
SRD（stress response dampening）　142
SSRI（selective serotonin reuptake inhibitor）　27, 72, 98, 112, 133, 154, 162, 176

T

TCA（tricyclic antidepressat）　77
TRT（tension-reduction theory）　141
TSAS（Tokyo University Social Anxiety Scale）　101

W

WFSBP ガイドライン（World Federation of Societies Biological Psychiatry）　72, 166
WHO 統合国際診断面接→CIDI

社交不安症 UPDATE
―エスシタロプラムによるアプローチを中心に―

2017年3月15日　第1版第1刷発行Ⓒ　　　　　　定価（本体3,000円＋税）

編集者●小山　司
発行者●鯨岡　哲

発行所　株式会社 先端医学社
〒103-0007　東京都中央区日本橋浜町2-17-8
浜町平和ビル
電　話　（03）3667-5656（代）
ＦＡＸ　（03）3667-5657
振　替　00190-0-703930
http://www.sentan.com
E-mail：book@sentan.com
印刷所／三報社印刷株式会社

乱丁・落丁の場合はお取替いたします．　　　　　　　　　　　　Printed in Japan

・本書に掲載する著作物の複製権・翻訳権・上映権・譲渡権・公衆送信権
　（送信可能化権も含む）は，株式会社先端医学社が保有します．
・JCOPY ＜(社)出版者著作権管理機構 委託出版物＞
　本書の無断複写は著作権法上での例外を除き禁じられています．複写される
　場合は，そのつど事前に，(社)出版者著作権管理機構（電話 03-3513-6969，
　FAX 03-3513-6979，e-mail：info@jcopy.or.jp）の許諾を得てください．

ISBN978-4-86550-251-0　C3047　￥3000E